MONIKA JUDÄ

GOOD BYE DIABETES

Wie Sie den Blutzucker am Kochtopf einstellen

Mit 55 Rezepten

CHRISTIAN

INHALT

EINFÜHRUNG

Die Lebensweise zählt 4
Diabetes – ein Name, viele Formen 6
Basiswissen Diabetes 7
Als Duo zum Erfolg 8
Schritt für Schritt ans Ziel 10
Gesund essen, gesund leben 11
Ernährung in der Praxis 21

REZEPTE

Frühstücksideen

Vollkornbrot 30
Zucchini-Walnuss-Kastenbrot 32
Leinsamenbrötchen 34
Vollkornbrot mit Zucchiniaufstrich 36
Rote-Bete-Aufstrich mit Tahin und Gojibeeren ... 38
Nussmüsli mit Joghurt und Himbeeren 40
Gepuffter Amarant mit Nüssen 42
Sojajoghurt mit Fruchtsalat 44

Suppen

Rindfleischsuppe 46
Kürbis-Kokos-Suppe mit Safran 48
Karottensuppe mit Sauerrahmherz und Kresse .. 50
Maronen-Pilz-Suppe mit Haselnüssen 52
Bohnencremesuppe mit knusprigen Amarant-Pops ... 54

Salate

Blattsalat mit Ziegenkäse und Himbeeren 56
Rotkohlsalat mit Topinambur-Chips 58
Fenchelfrischkost mit Birnen und gerösteten Mandeln ... 60
Süß-saurer Salat mit Steckrüben und roter Bete .. 62
Brokkolisalat mit Kichererbsen und Granatapfel .. 64

Kleine Gerichte

Omelett-Wraps mit Erbsenpüree und Räucherlachs ... 66
Selleriepuffer mit Brunnenkressedip 68
Champignons mit Tomaten-Mozzarella-Füllung .. 70
Hirsetaler 72
Auberginenröllchen mit Kichererbsen 74
Mini-Kartoffelfrittatas mit Schinken und Kürbiskernen .. 76
Rührei mit Pfifferlingen und Rucola 78
Gemüsechips 80
Sonnenblumencracker mit Mandel-Algen-Dip ... 82

Hauptgerichte mit Fleisch

Putenschnitzel mit Tomaten und Kapern 84
Zitronenhähnchen mit Frischkäsedip....................86
Hühnercurry aus Malaysia..............................88
Fleischbällchen auf Zucchinispaghetti................. 90

Rindfleischspieße mit cremigem Pastinakenpüree.......92
Ingwer-Filetsteak aus dem Pergamentpapier 94
Italienische Kalbsröllchen................................96
Lammfilet mit grünen Bohnen 98

Hauptgerichte mit Fisch

Gebratene Lachsfilets mit Kirschtomaten
und Haselnüssen.. 100
Fisch mit Petersilienkruste im Gemüsebett.............102
Gebratener Zander mit Prinzessbohnen
und Limetten-Bärlauch-Sauce.......................... 104

Forellenfilets in Paprikahülle mit Gurkensala 106
Gefüllte Kalmare vom Grill............................. 108

Vegetarische Hauptgerichte

Zucchini-Cannelloni mit Tomatensauce............... 110
Kürbis-Zucchini-Auflauf mit Ricotta....................112
Gefüllte Auberginen mit Orzo, Tomaten und Feta 114
Gemüsefrikadellen......................................116
Schwarzwurzelquiche mit Ziegenkäse.................118

Brokkolistrudel.. 120
Tofubällchen mit Mandelsauce........................122
Rote-Bete-Omelett mit Rucola........................124
Gebratener Halloumi auf Zucchinisalat
mit Papaya-Tomaten-Salsa 126

Desserts

Gewürzter Apfelkuchen............................... 128
Mini-Käsekuchen 130
Avocado-Pistazien-Soufflé..............................132

Flap Jacks mit Apfel und Birne......................... 134
Buchweizenplätzchen................................. 136
Schnelles Beeren-Joghurt-Eis.......................... 138

Rezeptregister... 140
Anhang 142

Bildnachweis / Impressum..............................143

DIE LEBENSWEISE ZÄHLT

»Warum gerade ich?« Diese Frage steht wohl bei vielen Menschen erst einmal im Raum, nachdem bei ihnen Diabetes festgestellt worden ist. Sie ist nicht ganz einfach zu beantworten, denn die Gene spielen nun mal eine gewisse Rolle bei der Entstehung, dagegen kann man nichts machen. Doch dann gibt es da noch die Lebensweise: Ernährungsfehler, Bewegungsmangel, Stress – das alles hat sich beim Diabetes Typ 2 im Laufe der Jahre summiert und schließlich seinen Tribut gefordert. Doch Diabetes ist kein Schicksalsschlag, den man erdulden muss. Wie Sie auf den folgenden Seiten sehen werden, können Sie sich selbst viel Gutes tun. Ihr Lebensstil ist ausschlaggebend dafür, wie schwer die Krankheit bei Ihnen verläuft. Im Idealfall zeigen sich so gut wie keine Symptome. Je früher Sie auf sich achten, umso besser! Bedenken Sie auch, dass sich ein gesunder Lebensstil nicht nur auf Ihre Blutzuckerwerte, sondern auch auf Ihr Herz-Kreislauf-System auswirkt und Sie vor Herzinfarkt und Schlaganfall schützt!

55 Rezepte zum Genießen warten auf Sie. Darunter finden Sie Ideen fürs Frühstück, schnell zubereitete Zwischenmahlzeiten und leckere Hauptgerichte. Bei allen stimmt der Nährstoffgehalt, die für Sie relevanten Nährwerte und Broteinheiten sind bei jedem Rezept angegeben. So können Sie sich nach Herzenslust Ihren täglichen Speiseplan erstellen und immer wieder neue Bausteine kombinieren. Doch verstehen Sie die Rezepte auch als Anregung und Inspiration – seien Sie kreativ und bauen Sie immer wieder neue kulinarische Genüsse in Ihren Alltag ein. Sie werden sehen, wie wunderbar es sich mit vollwertigen, gesunden und kalorienarmen Gerichten schlemmen lässt. Und nun ran an den Herd – der Kochlöffel ist die beste Waffe gegen Diabetes!

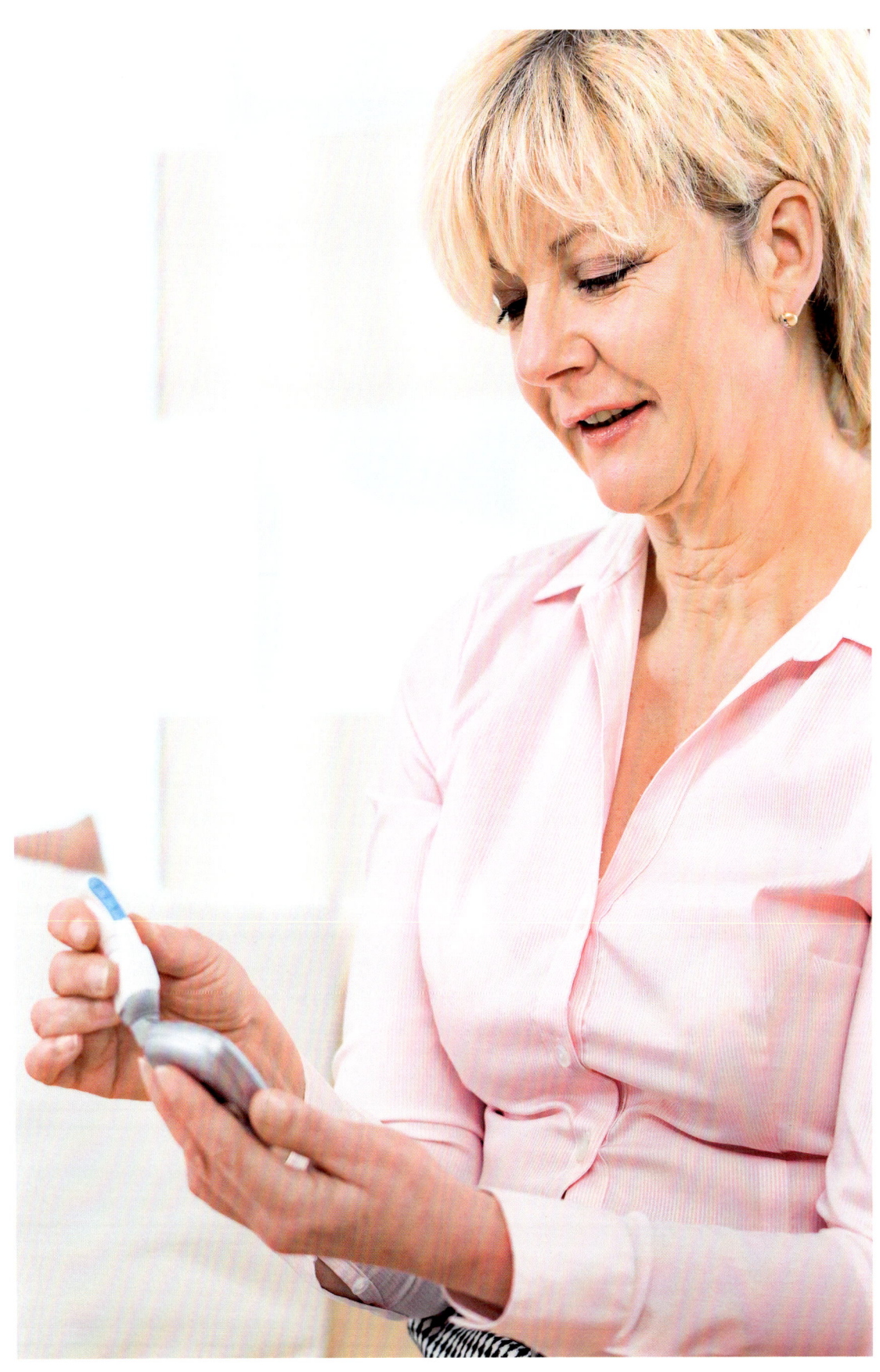

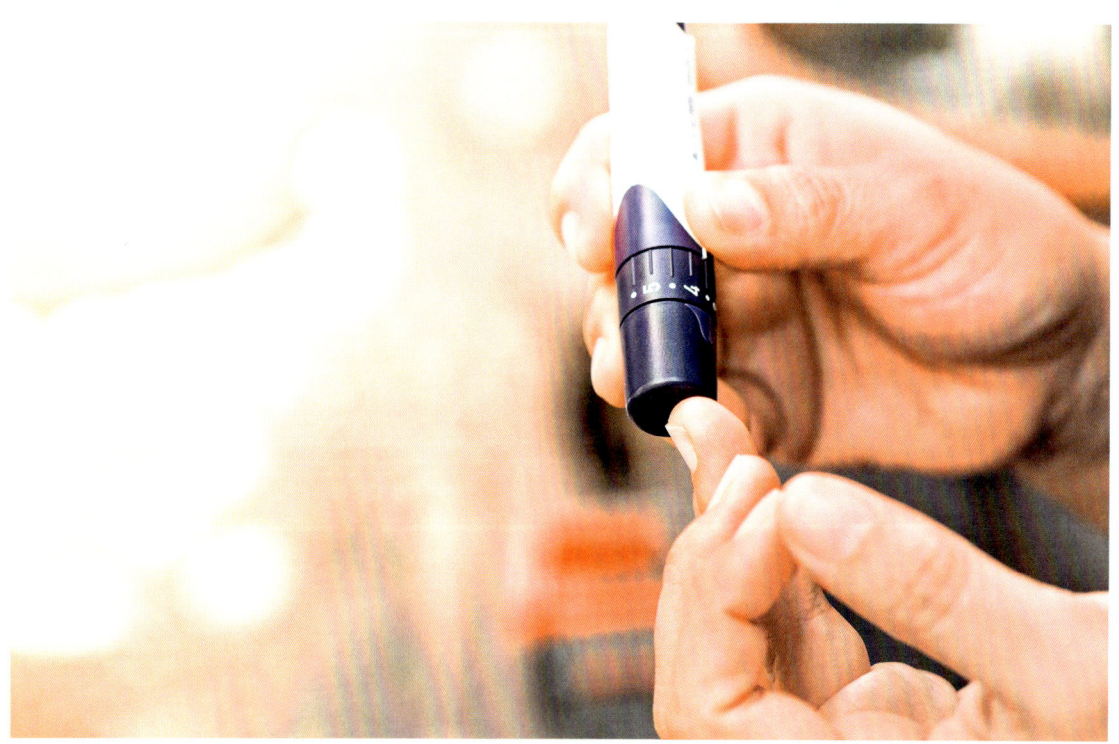

DIABETES – EIN NAME, VIELE FORMEN

Diabetiker müssen Insulin spritzen und strenge Diät halten. Naschen ist natürlich verboten. Der Alltag wird auf den Kopf gestellt, nichts ist mehr, wie es vorher war. Derartige Klischees sind immer noch weit verbreitet – kein Wunder, dass die Diagnose Diabetes mellitus oft erst einmal zu einem Schock führt. Weicht aber das Halbwissen soliden Informationen, wird der Betroffene bald feststellen, dass er viel gegen seine Erkrankung tun kann. Er selbst hat es in der Hand, wie gut er weiterhin seinen Alltag meistern und Lebensqualität und -freude bewahren kann. Verwunderlich ist es allerdings nicht, dass so viele Halbwahrheiten über Diabetes im Umlauf sind, denn zum einen sind die Stoffwechselvorgänge im menschlichen Körper sehr komplex, zum anderen hat die Medizin große Fortschritte erzielt, sodass vieles, was früher galt, heute als überholt gilt. Je mehr man also versteht, was im Körper passiert, umso leichter wird es Betroffenen und Angehörigen fallen, mit der Diagnose richtig umzugehen.

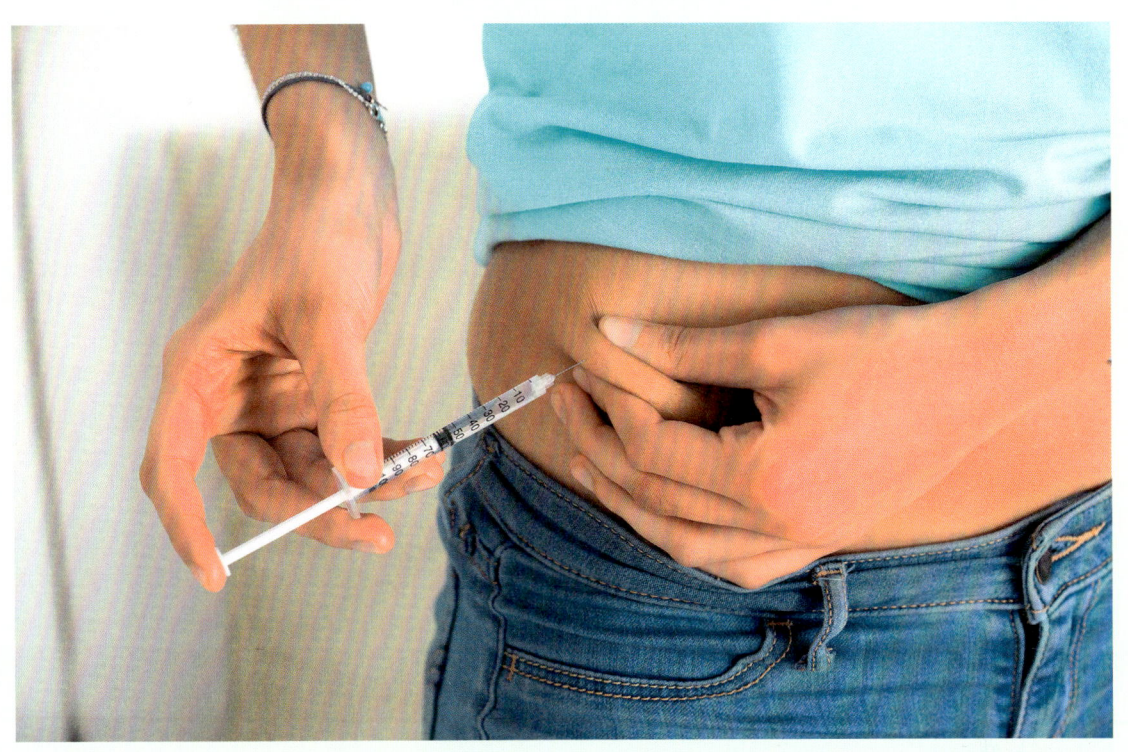

BASISWISSEN DIABETES

Diabetes bricht nicht von heute auf morgen aus. Sowohl beim Diabetes mellitus Typ 1 als auch beim Typ 2 entwickelt sich die Erkrankung erst einmal im Verborgenen. Dann allerdings treten beim Typ 1 die Symptome recht plötzlich und so auffällig auf, dass der Gang zum Arzt und die Diagnose in aller Regel zügig erfolgen. Diabetes Typ 2 dagegen ist oft nur eine Zufallsdiagnose im fortgeschrittenen Stadium der Erkrankung, da der Blutzuckerspiegel über Jahre hinweg unbemerkt ansteigen kann. Eine Früherkennung beider Diabetestypen ist aber enorm wichtig, um so bald wie möglich eine individuell angepasste Behandlung einleiten zu können. Andernfalls kann es zu gefährlichen Komplikationen und Folgeerkrankungen kommen.

ALS DUO ZUM ERFOLG

Info

Vor allem in der Therapie des Diabetes mellitus Typ 2 spielt eine gesunde Ernährungs- und Lebensweise eine zentrale Rolle. An Diabetiker dieses Typs sind die Empfehlungen in den folgenden Kapiteln in erster Linie gerichtet. Aber natürlich profitiert auch der Typ-1-Diabetiker von vollwertigem Essen und einem aktiven Lebensstil.

Wie viel ist zu viel?

Zur Orientierung wird bei der Gewichtsbeurteilung der sogenannte Body-Mass-Index (BMI) herangezogen. Zur Berechnung benötigen Sie Angaben zu Körpergewicht (in Kilogramm) und Körpergröße (in Meter).

So wird der BMI berechnet:

BMI = Körpergewicht ÷ (Körpergröße × Körpergröße). Angegeben wird der BMI in kg/m².

Beispiel:

Bei einer 1,70 m großen Frau mit 72 kg Gewicht berechnet sich der BMI folgendermaßen:

$$72 \text{ kg} \div (1{,}70 \text{ m})^2 = 24{,}9.$$

Das Geschlecht spielt bei der Interpretation des BMI eine Rolle. So liegt gemäß der Deutschen Gesellschaft für Ernährung (DGE) das Normalgewicht von Männern zwischen 20 und 25 kg/m², von Frauen zwischen 19 und 24 kg/m². Bei Werten darüber spricht man von Übergewicht. Ein BMI über 30 bedeutet Fettleibigkeit (Adipositas).

Die meisten Typ-2-Diabetiker sind übergewichtig. Das liegt in der Regel an der gefährlichen Kombination aus Ernährungsfehlern und Bewegungsmangel. Es ist wichtig, den Pfunden frühzeitig den Kampf anzusagen, denn sie begünstigen den Ausbruch von Diabetes bzw. erschweren dessen Verlauf, wenn die Erkrankung bereits manifest ist. Hier das Wichtigste zu den physiologischen Abläufen im Fettstoffwechsel in Kürze: Insulin greift nicht nur in den Kohlenhydratstoffwechsel ein, indem es den Blutzucker reguliert, sondern begünstigt auch die Bildung von Fett und unterdrückt gleichzeitig den Fettabbau. Da allerdings mit zunehmendem Körperfett ein immer höherer Insulinspiegel nötig wird, um den Blutzuckerspiegel regulieren zu können, wird auf Dauer die insulinbildende Bauchspeicheldrüse überlastet. Es kommt zu einem relativen Insulinmangel und damit zu einem Diabetes mellitus Typ 2. Bewegung und abnehmen – Sie kommen nicht darum herum, doch mit diesem Erfolgsduo können Sie Diabetes verhindern bzw. dessen Verlauf sehr positiv beeinflussen!

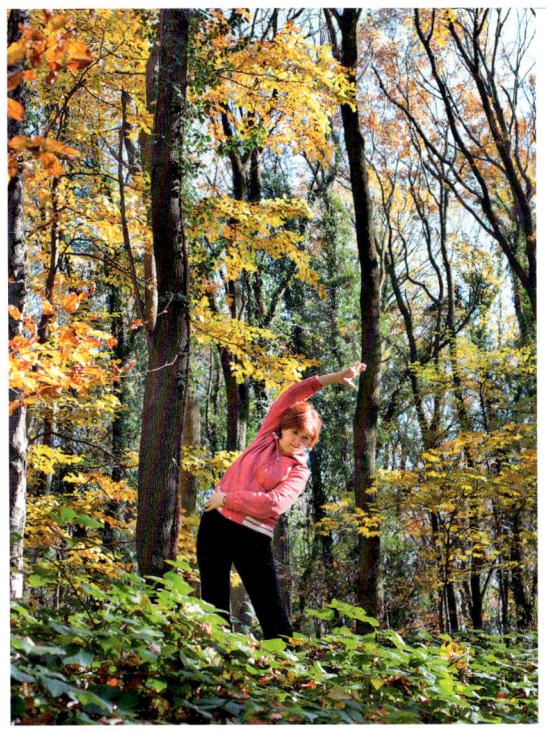

Runter vom Sofa, raus an die Luft

Sport ist im Kampf gegen Diabetes ein scharfes Schwert. Er ist allgemein wichtig für die Fitness, die Figur, als Ausgleich zur Arbeit, zum Abschalten, als geselliges Ereignis, für die Psyche. Wer sich regelmäßig bewegt, verbrennt aber auch mehr Zucker, senkt so den Blutzuckerspiegel und reduziert sein Körpergewicht. Mit Sport ist allerdings nicht unbedingt Leistungssport gemeint, auch wenn er nicht grundsätzlich verboten ist. Inwieweit Sie als Diabetiker intensives Ausdauertraining oder Leistungssport betreiben können, sollten Sie mit Ihrem Arzt besprechen. Es geht vielmehr darum, die Alltagsbewegung zu fördern. Jeder Schritt an der frischen Luft, im Grünen, ist ein Schritt in die richtige Richtung. Gehen Sie spazieren, sooft Sie Zeit haben, erledigen Sie Einkäufe zu Fuß und nehmen Sie lieber die Treppe statt den Aufzug. Wer es sportlicher mag, kann gerne sanftes Ausdauertraining betreiben, idealerweise zwei- bis dreimal pro Woche über 20 bis 30 Minuten: Joggen, Radfahren, Schwimmen, Gymnastik, Skilanglauf, da gibt es viel, was Ihrem Körper guttut, und sicher ist auch für Sie das Richtige dabei. Zwingen Sie sich aber nicht zu einer Sportart, die Ihnen keinen Spaß macht, denn das wird nicht zum Erfolg führen. Sprechen Sie außerdem im Zweifel oder bei Vorliegen von Begleiterkrankungen mit Ihrem Arzt, damit Sie wissen, was Sie sich zutrauen dürfen.

Abnehmen mit Augenmaß

Die gute Nachricht gleich vorneweg: Bereits eine geringe Reduzierung des Körpergewichts bewirkt schon eine Verbesserung der Blutzuckerwerte. Gleichzeitig werden Blutdruck und Blutfettwerte (Triglyzeride, Cholesterin) positiv eingestellt, wodurch sich die Gefahr von diabetischen Folgeerkrankungen wie Herzinfarkt oder Schlaganfall erheblich reduziert. Eine gesunde Ernährung, bei der das Gewicht praktisch von alleine sinkt, ist daher einer der Grundpfeiler der Diabetestherapie.

> **Von Verzicht keine Rede!**
>
> Diabetiker können fast alles essen und trinken! Doch sollte eine kalorienarme, vollwertige und ballaststoffreiche Ernährung zentraler Bestandteil ihres Alltags sein und an die Stelle von Fast Food, industriell verarbeiteten Lebensmitteln sowie zucker- und fetthaltigen Kalorienbomben treten.

SCHRITT FÜR SCHRITT ANS ZIEL

Abnehmen bedeutet für den Diabetiker nicht fasten, sondern ungesunde Essgewohnheiten durch gesündere zu ersetzen. Das gelingt sicher nicht von heute auf morgen. Aber Sie können sich schrittweise Ihrem Ziel annähern.

- Setzen Sie sich konkrete und vor allem realistische Ziele. Das kann das neue Wunschgewicht sein, aber auch ein erkennbar niedrigerer Blutzuckerwert in einem bestimmten Zeitraum. Bedenken Sie aber, dass Sie ja ausdrücklich keine Diät machen, bei der die Pfunde nur so purzeln, sondern sich abwechslungsreich und vollwertig ernähren wollen. Da dauert das Abnehmen ein bisschen länger, ist dafür aber gesünder und nachhaltiger.

- Schreiben Sie ein Ernährungstagebuch, in dem Sie akribisch notieren, was, wie viel und zu welcher Tageszeit Sie derzeit etwas essen und trinken. Notieren Sie auch Ihre Motive für Ihre Essgewohnheiten. Es ist nicht immer Hunger, der zum Essen verleitet. Oft sind auch Langeweile, Frust oder Bequemlichkeit die Ursache für ungesundes Essen oder Trinken. Je ehrlicher Sie zu sich selbst sind, umso eher werden Sie dazu bereit sein, diese Gewohnheiten abzulegen.

- Motivieren Sie auch Ihre Familie zur Ernährungsumstellung – gemeinsam geht es besser!

- Meiden Sie Fast Food und industriell stark verarbeitete Lebensmittel.

- Machen Sie drei Portionen Gemüse und zwei Portionen Obst zur Basis Ihrer Ernährung; betrachten Sie Fleisch und Fisch eher als Beilage.

- Lassen Sie nicht zu, dass Ihnen das gesunde Essen langweilig wird. Experimentieren Sie mit Kräutern, Gewürzen, exotischen Zutaten und neuen Rezepten. Bringen Sie Farbe und Abwechslung auf den Tisch. Viele köstliche Anregungen finden Sie im Rezeptteil dieses Buches.

- Schaffen Sie kalorienarmen Ersatz für bestimmte Situationen – ersetzen Sie zum Beispiel die Knabbersachen beim Fernsehabend durch Obststückchen.

- Führen Sie Ihr Ernährungstagebuch auch nach der Umstellung fort; so haben Sie einen guten Überblick über Ihre Nährstoffversorgung und erkennen kleine Ausreißer in Ihrer Ernährung schneller.

- Kontrollieren Sie einmal pro Woche Ihr Gewicht – das genügt. Der tägliche Blick auf die Waage bringt nichts und setzt Sie nur unter unnötigen Druck.

- Bewegen Sie sich regelmäßig. Das fördert die Verdauung, unterstützt die Fettverbrennung und tut auch der Psyche gut.

GESUND ESSEN, GESUND LEBEN

Was vor Jahren noch als Diabetikerdiät bezeichnet wurde, hat sich heute grundlegend gewandelt. Die Ernährung eines Diabetikers hat nichts mit Diät oder gar Hungern zu tun, sodass wir im Folgenden lieber von einer Ernährungsumstellung sprechen wollen. Die Ernährung, die einem Diabetiker guttut, ist vollwertig und abwechslungsreich – und nicht nur für den Patienten, sondern für die ganze Familie geeignet. Vom Kleinkind bis zum Senioren profitiert jeder von der kalorienarmen, vitamin- und ballaststoffreichen Kost, die Fett und Zucker weitgehend meidet und den Schwerpunkt auf die ganze Palette von Obst und Gemüse legt. Dass für einen Diabetiker nicht mehr extra gekocht werden muss, ist nicht nur praktisch. Nach dem ersten Schreck nach der Diagnose ist es für Betroffene eine große Erleichterung, dass die Erkrankung nicht auf einmal den ganzen Alltag auf den Kopf stellt, dass das gemeinsame Essen mit Familie und Freunden beibehalten werden kann und nicht im wahrsten Sinne des Wortes eine Extrawurst gebraten werden muss.

Nährstoffe in vernünftiger Balance

Ziel der Ernährungsumstellung ist eine abwechslungsreiche und alltagstaugliche vollwertige Kost, die schmeckt, satt macht und alle wichtigen Nährstoffe enthält. Dazu zählen Kohlenhydrate, Proteine, Fett, Ballaststoffe, Vitamine, Mineralstoffe und sekundäre Pflanzenstoffe.

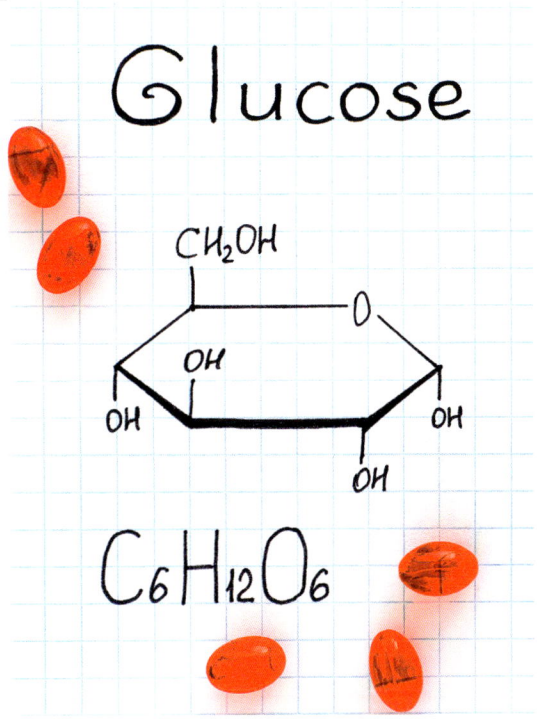

Kohlenhydrate

Von den drei Grundnährstoffen Kohlenhydrate, Eiweiß und Fett wirken sich nur die Kohlenhydrate unmittelbar auf den Blutzuckerspiegel aus. Sie bestehen aus mehr oder weniger langen Ketten von Zuckerbausteinen und werden unterteilt in Einfach-, Zweifach- und Mehrfachzucker. Der wichtigste Baustein ist die Glukose (Traubenzucker), der beim Diabetes mellitus das Hauptaugenmerk gilt.

Die Glukose ist der wichtigste Energielieferant des Körpers. Ohne sie geht es nicht. Aber je kürzer die Kohlenhydratketten, desto schneller erfolgt der Abbau in die einzelnen Bausteine, sodass die Glukose rasch ins Blut übergeht und den Blutzuckerspiegel in die Höhe schnellen lässt. Der Geschmackstest liefert einen ersten Anhaltspunkt, wie viele schnell abbaubare Kohlenhydrate in einem Nahrungsmittel enthalten sind. Je süßer es schmeckt – denken Sie nur an weißen Haushaltszucker, Honig oder Marmelade! –, desto mehr sind es. Dagegen dauert es einige

Zeit, bis lange Kohlenhydratketten abgebaut werden und die Glukose ins Blut gelangt. Besonders langsam und gleichmäßig steigt der Blutzuckerspiegel jedoch, wenn ein Lebensmittel reichlich Ballaststoffe (siehe Kasten) enthält. Das Stichwort für den Diabetiker heißt daher: komplexe Kohlenhydrate. Man findet sie reichlich in Vollkornprodukten und Gemüse.

Ballaststoffe

Diese weitgehend unverdaulichen pflanzlichen Faser- und Quellstoffe sind kein »Ballast« für den Körper, ganz im Gegenteil. Sie senken den Blutzucker- und Cholesterinspiegel, fördern die Verdauung und erhalten die Darmflora gesund. Außerdem machen sie satt, was wiederum die Kalorienzufuhr verringert und so beim Abnehmen hilft. Etwa 30 Gramm Ballaststoffe werden pro Tag empfohlen. Gute Quellen sind Getreideprodukte, Hafer- oder Weizenkleie, Nüsse, Samen und Flohsamenschalen, Obst, Gemüse und Hülsenfrüchte. Gehen Sie aber bei der Ernährungsumstellung langsam vor und erhöhen Sie die Ballaststoffzufuhr nur schrittweise, damit es im Darm nicht grummelt und sich Ihr Körper daran gewöhnt.

Eiweiß

Proteine sind lebenswichtig und werden für das Immunsystem, für die Synthese von Zellen, Hormonen und Enzymen sowie für den Aufbau von Körpergewebe benötigt. Sie bestehen aus Aminosäuren, von denen einige zwar essenziell (lebensnotwendig) sind, aber nicht vom Körper hergestellt werden können, sondern über die Nahrung zugeführt werden müssen. Zur optimalen Eiweißversorgung empfiehlt es sich, hochwertige pflanzliche und tierische Eiweißquellen zu kombinieren, um den Bedarf an allen benötigten Aminosäuren abzudecken. Eine gute Kombination besteht beispielsweise aus Kartoffeln und Ei.

Fette

Schon das Wort »Fett« löst die Alarmglocken aus: Fett macht dick, ist schädlich, treibt den Cholesterinspiegel in die Höhe. Und zum Teil stimmt das ja auch. Doch nicht jedes Fett ist ungesund. Während tierische Fette, aber auch Kokos- oder Palmöl viele gesättigte Fettsäuren enthalten, die im Übermaß Figur und Blutfettwerte negativ beeinflussen, sind ungesättigte Fettsäuren für den Organismus sehr wichtig. Dabei muss bei letzteren nochmals unterschieden werden in einfach und mehrfach ungesättigte Fettsäuren. Unser Körper braucht beides. Während einfach ungesättigte Fettsäuren beispielsweise reichlich in Oliven- oder Rapsöl vorkommen, stecken die wichtigen Omega-3- und Omega-6-Fettsäuren in fettem Seefisch oder in Pflanzenölen wie Sonnenblumen-, Maiskeim-, Walnuss-, Soja-, Lein- oder Distelöl.

Fette in der Küche

Setzen Sie zum Braten nur hitzestabile Fette ein, da es sonst zur Bildung gesundheitsschädigender Zersetzungsprodukte kommt. Raffinierte Speiseöle haben einen höheren Rauchpunkt als native (kalt gepresste) Öle. Erdnuss- und Sesamöl lassen sich zum Beispiel hoch erhitzen. Prinzipiell eignet sich auch Oliven- oder Rapsöl zum Braten, sofern es sich um raffiniertes Öl handelt; es sollte aber 180 °C nicht übersteigen. Native Öle gibt man lieber in Salate.

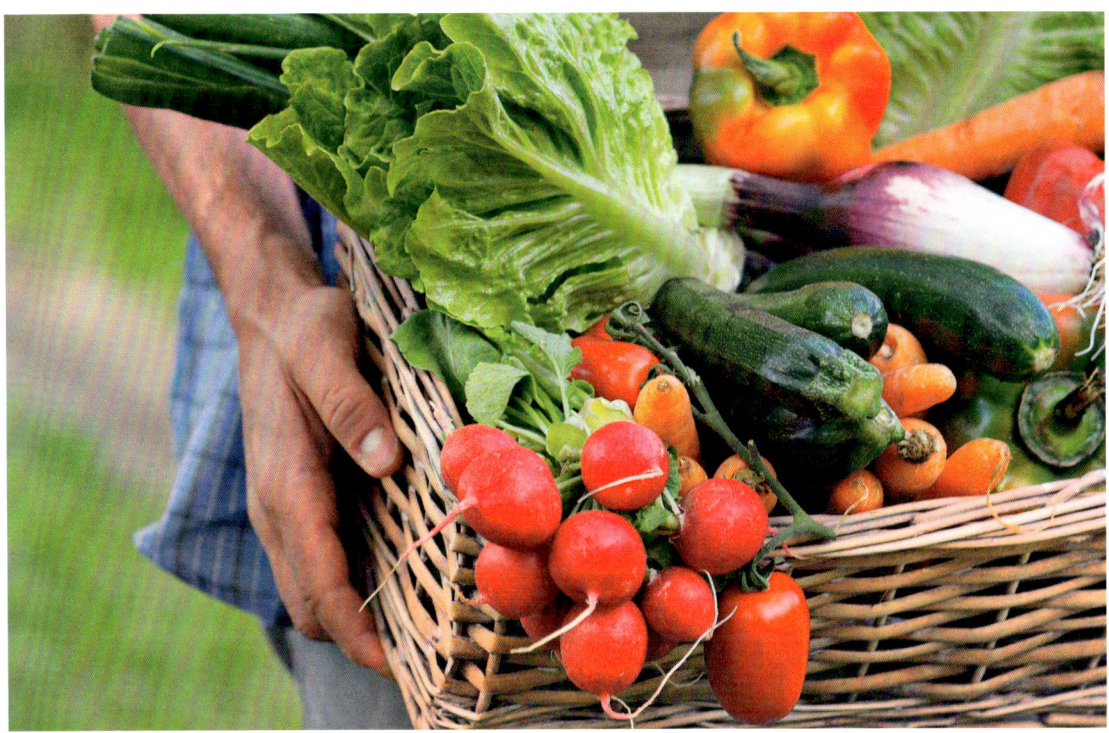

Ideale Nährstoffverteilung

Im Rahmen einer ausgewogenen Ernährung bei Diabetes sollte die täglich aufgenommene Kalorienmenge zu folgenden Anteilen aus den drei Hauptnährstoffen bestehen:

- Kohlenhydrate: 50–65 %
- Fett: maximal 35 %
- Eiweiß: 10–20 %

Vitamine und Mineralstoffe

Fünfmal täglich frisches Gemüse und Obst, das empfiehlt die Deutsche Gesellschaft für Ernährung (DGE) schon seit Langem. Das gilt auch für Diabetiker. Die tägliche Ration liefert wichtige Vitamine, Mineralstoffe, Ballaststoffe und sekundäre Pflanzenstoffe. Einige Vitamine und sekundäre Pflanzenstoffe können schädliche »freie Radikale« neutralisieren und damit typischen diabetischen Folgeschäden wie z.B. Durchblutungsstörungen vorbeugen. Für den Diabetiker sollte auf dem Speiseplan allerdings Gemüse im Vordergrund stehen, da es besonders wenig blutzuckerwirksame Kohlenhydrate enthält. Ausnahmen sind Kartoffeln, Süßkartoffeln und Mais, die sehr stärkehaltig sind – man muss nicht auf sie verzichten, sollte sie aber nicht im Übermaß verzehren.

Im Gegensatz zum Gemüse enthält manches Obst dagegen enthält recht viel Zucker, daher die Empfehlung: drei Portionen Gemüse, zwei Portionen Obst am Tag. Wie es um den Kohlenhydratgehalt einzelner Obst- und Gemüsesorten bestellt ist, können Sie der Übersicht auf Seite 22 ff. entnehmen.

Zucker & Co.

Die Industrie liebt Zucker. Er ist billig, macht Lebensmittel haltbar, dient als Geschmacksträger, Füllstoff oder Verdickungsmittel. Und er steckt fast überall drin. Während man ihn in Eis, Schokolade oder Pud-

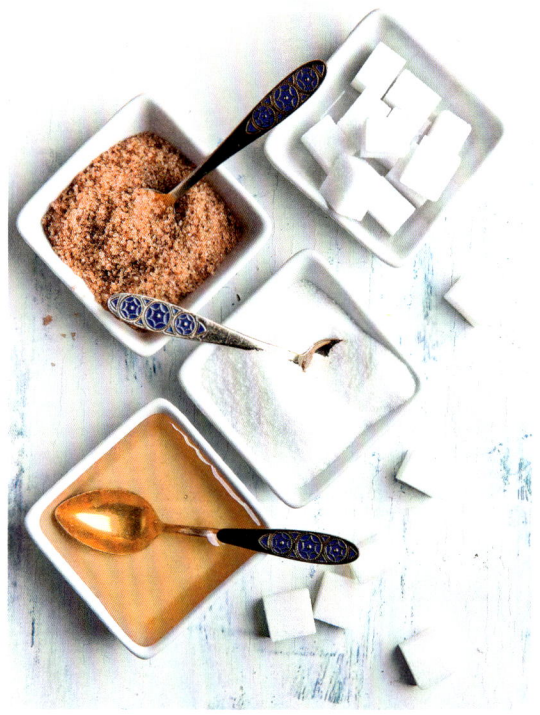

Richtiger Umgang mit Zucker

- Verzehren Sie maximal 50 g Zucker (10 % der Gesamtenergie) täglich.
- Verzehren Sie den Zucker nicht pur, sondern nur »verpackt« in Schokolade, Kuchen oder Desserts.
- Verteilen Sie die Speisen mit dem »versteckten« Zucker gleichmäßig über den Tag.
- Meiden Sie besonders zuckerreiche Lebensmittel wie Cola, Limonade oder Gummibärchen.
- Werfen Sie beim Einkauf einen Blick auf die Zutatenliste (siehe unten). Steht Zucker erst an fünfter oder sechster Stelle, ist er nicht mehr blutzuckerwirksam.
- Berücksichtigen Sie den Zucker hinsichtlich Kalorien und Brot- bzw. Kohlenhydrateinheiten (siehe Seite 24 f.).

ding ja noch erwartet, überrascht es doch, ihn auch in herzhaften Fertiggerichten, Brot und Brötchen, Fleisch- und Wurstwaren, Feinkostsalaten und Würzsaucen wie Ketchup oder Dressings zu finden, noch dazu in relativ großen Mengen.

Haushaltszucker war früher für Diabetiker tabu. Heute sieht man das in der Fachwelt entspannter und lässt kleine Zuckermengen durchaus zu. Nach einer Empfehlung der Deutschen Diabetes Gesellschaft (DDG) kann der Zuckeranteil bei etwa 10 Prozent der täglich aufgenommenen Energiemenge liegen, was einer Menge von maximal 50 Gramm entspricht. Voraussetzung ist allerdings, dass Ihre Stoffwechseleinstellung gut ist, Sie regelmäßig Ihren Blutzucker kontrollieren, Zucker nicht über Getränke wie Cola oder Limonade zuführen und auch nicht in Reinform aufnehmen.

Blick auf die Zutatenliste

Früher war Zucker teuer, Süßes war Luxus. Doch das hat sich in den letzten Jahrzehnten geändert. Der Zuckerkonsum hat sich vervielfacht und unsere Geschmacksnerven haben sich daran gewöhnt. Wir merken gar nicht mehr, wie übersüßt viele Lebensmittel heutzutage sind. Oft hilft da nur der Blick auf die Zutatenliste weiter: Je weiter vorn etwas steht, umso höher ist der Anteil davon im Produkt. Leider wird Zucker oft hinter Namen wie Gluskosesirup, Invertzucker, Maltodextrin oder Zuckern aus der

»-ose«-Gruppe wie Laktose oder Maltose versteckt (siehe Tabelle unten). Steht also Zucker oder einer seiner Verwandten an vorderer Stelle, ist das Produkt für Diabetiker nicht oder höchstens in sehr geringen Mengen geeignet. Doch mal ganz ehrlich: Ein frisch angerührter Quark mit frischen Beeren schmeckt doch sowieso viel besser als ein entsprechendes zuckersüßes Fertigprodukt – und es ist auch im Handumdrehen zubereitet!

Versteckter Zucker

Auf den Zutatenlisten diverser Lebensmittel sind oft verwirrende Bezeichnungen zu finden. Hinter all den folgenden Begriffen verstecken sich blutzuckerwirksame Kohlenhydrate:

Glukose	Traubenzucker; wird im Körper als Blutzucker gemessen. Natürliches Vorkommen in Früchten.
Dextrose	Frühere Bezeichnung von Glukose
Glukosesirup/ Fruktosesirup	Gemisch aus Glukose und Fruktose in veränderlichen Anteilen
Fruktose	Fruchtzucker; zusammen mit Glukose in Früchten enthalten. Lässt den Blutzuckerspiegel nur mäßig ansteigen. Süßer als Glukose und sehr energiereich.
Saccharose	Haushaltszucker; besteht aus Glukose und Fruktose. Natürliches Vorkommen in Zuckerrüben und Zuckerrohr.
Galaktose	Natürliches Vorkommen als Baustein verschiedener Zuckerarten, z.B. der Laktose (Milchzucker)
Laktose	Milchzucker; besteht aus Glukose und Galaktose. Natürliches Vorkommen in Milch und Milchprodukten.
Maltodextrin	Gemisch aus unterschiedlich langen Glukoseketten. Süßt nur schwach, ist aber sehr energiereich.
Invertzuckersirup	Gemisch aus Glukose und Fruktose in gleichen Anteilen; wird industriell durch Auflösung von Haushaltszucker (Saccharose) hergestellt.

Zuckeraustauschstoffe und Süßstoffe

Manche Lebensmittel werden als »zuckerreduziert« beworben. Doch auch hier lauern Fallen: Sie enthalten zwar weniger Haushaltszucker, dafür aber jede Menge Zuckeraustauschstoffe wie Sorbit, Xylit, Isomalt, Maltit oder Mannit aus der Familie der sogenannten Zuckeralkohole. Diese werden bei der Verdauung langsamer abgebaut und weitgehend unabhängig von Insulin verstoffwechselt. Dadurch erhöhen sie den Blutzuckerspiegel zwar nicht so schnell wie herkömmlicher Zucker, können aber bei übermäßigem Konsum abführend wirken. Auch die natürlicherweise in Früchten vorkommende Fruktose (Fruchtzucker) kam häufig als Zuckeraustauschstoff in Diätprodukten wie Schokolade, Keksen oder Kuchen zum Einsatz. Sie spielt heute aber in der Diabetikerernährung kaum noch eine Rolle.

Künstlich hergestellte Süßstoffe wie Saccharin, Cyclomat, Aspartam oder Acesulfam K sind so gut wie kalorien- und kohlenhydratfrei und beeinflussen den Blutzuckerspiegel nicht. Sie empfehlen sich daher als Ersatz für Zucker und Zuckeraustauschstoffe. Diese Süßstoffe gibt es in Tablettenform für Tee oder Kaffee, aber auch flüssig oder als Streusüße zum Backen. Dabei ist zu bedenken, dass ihre Süßkraft deutlich höher ist als die von Zucker; sie müssen also sparsam dosiert werden. Da sie jedoch appetitanregend wirken und das Verlangen nach Süßem steigern, was bei Diabetes und Übergewicht kontraproduktiv ist, gilt auch hier: Maß halten!

Stevia

Das aus der subtropischen Pflanze Stevia rebaudiana (Süß- oder Honigkraut) gewonnene Stevia gilt seit einigen Jahren als Geheimtipp für kalorienfreie Süße. Es ist rund 300 Mal so süß wie Haushaltszucker, verursacht kein Karies und hilft beim Abnehmen. Ein naturbelassenes Produkt ist Stevia jedoch nicht, denn die Herstellung des Pulvers oder flüssigen Konzentrats ist ein aufwendiger industrieller Prozess. Lange stand Stevia in Verdacht, krebserregend zu sein, doch nach neuesten Erkenntnissen gilt ein normaler Verzehr als unbedenklich. Trotzdem ist beim Kauf von Stevia-gesüßten Produkten Vorsicht geboten: Da Stevia ganz anders schmeckt als Zucker, wird in vielen Produkten Stevia mit Zucker gemischt, um den gewohnten Geschmack zu erzeugen; dadurch enthalten die Produkte trotzdem Kalorien und sind für Diabetiker höchstens bedingt geeignet. Grundsätzlich hat Stevia jedoch keinen Einfluss auf den Blutzuckerspiegel. Allerdings werden durch die Stevia-Süße (wie bei herkömmlichen Süßstoffen) Signale ans Gehirn geschickt, die Heißhunger hervorrufen.

Diätetische Lebensmittel

Noch vor einigen Jahren waren die Regale der Supermärkte und Naturkostläden gut gefüllt mit sogenannten Diabetikerprodukten: Süßigkeiten, Kekse, Joghurts und noch eine ganze Reihe weiterer Lebensmittel wurden mit Zuckeraustauschstoffen gesüßt. Mittlerweile machen sie sich rar und werden wohl bald ganz vom Markt verschwinden, denn Ärzte und Wissenschaftler sind zu der Überzeugung gekommen, dass derartige Produkte keinen echten Vorteil für den Diabetiker haben. Außerdem ist nicht nur ihr Energie- und Fettgehalt recht hoch, sondern auch ihr Preis, was durch nichts gerechtfertigt ist.

Nahrungsmittel unter der Lupe

Diabetiker können im Prinzip genau dasselbe essen wie stoffwechselgesunde Menschen, denen eine ausgewogene, vollwertige Ernährung am Herzen liegt. Folgende Tabelle hilft Ihnen bei der Auswahl geeigneter Nahrungsmittel.

Geeignete und ungeeignete Nahrungsmittel

	GEEIGNET	IN MASSEN GEEIGNET	UNGEEIGNET
Gemüse	alle Sorten (außer Mais, Kartoffeln, Süßkartoffeln), Salate, Kräuter, Pilze, Nüsse und Samen, Hülsenfrüchte, Sojaprodukte (Tofu)	Mais, Kartoffeln, Süßkartoffeln	in Fett geschwenktes Gemüse, Salat mit Mayonnaisedressing, frittiertes oder paniertes Gemüse (z.B. Pommes oder Kroketten), Kartoffelchips
Obst	Beeren, Orangen, Äpfel, Papayas, Grapefruits, Kiwi, Kirschen, Mango, Pfirsich, Pflaumen	Ananas, Weintrauben, Bananen, Birnen, Honigmelone, Rosinen	Obstkonserven und -kompotte, Trockenfrüchte, Konfitüre
Getreide & Getreideprodukte	Vollkornprodukte (Brot, Brötchen, Reis, Nudeln, Grieß), Hirse, Couscous, Quinoa, Amarant, ballaststoffreiche LM wie Haferflocken, Hafer- oder Weizenkleie und Flohsamenschalen, Buchweizen, Müsli ohne Trockenfrüchte	Zuckerarme Müslimischungen, selbst gebackener Rühr- oder Obstkuchen mit reduzierter Zuckermenge	Cornflakes und zuckerreiche Müslimischungen, Weißmehlprodukte (Weißbrot, Toastbrot, Zwieback, Nudeln), Kekse, Kuchen (Fertigprodukt aus dem Supermarkt), Torte
Fleisch	mageres Fleisch und Wurst (z.B. Hühnchen, Pute, Schweine- oder Rinderfilet, Koch- und Lachsschinken, Corned Beef)	marmoriertes Fleisch (Fleisch mit geringen Fettanteilen)	Fleischkonserven, fettes Fleisch, fette Wurstsorten (z.B. Leberwurst, Salami, Weißwurst, Speck)
Fisch	Seefisch (Seelachs, Makrele, Kabeljau, Schellfisch)	Meeresfrüchte, geräucherter Lachs	panierter oder frittierter Fisch, Fischkonserven
Eier & Milchprodukte	Eier, Milch (1,5 %), fettarme Milchprodukte wie Kochsahne mit 15 % Fett, saure Sahne, Magerquark, Naturjoghurt mit 1,5 % Fett, Buttermilch, magerer Käse einschließlich Frischkäse, Mozzarella oder Feta (bis maximal 45 % Fett i. Tr.)	Vollmilchprodukte (Milch, Joghurt, Quark)	fette Käsesorten, Sahne, Mascarpone, Desserts (Pudding, Cremes, Eis)
Fette	Pflanzenöle (z.B. Oliven-, Raps-, Walnuss-, Maiskeim-, Distelöl)	Butter, Margarine	Schmalz, Kokosfett

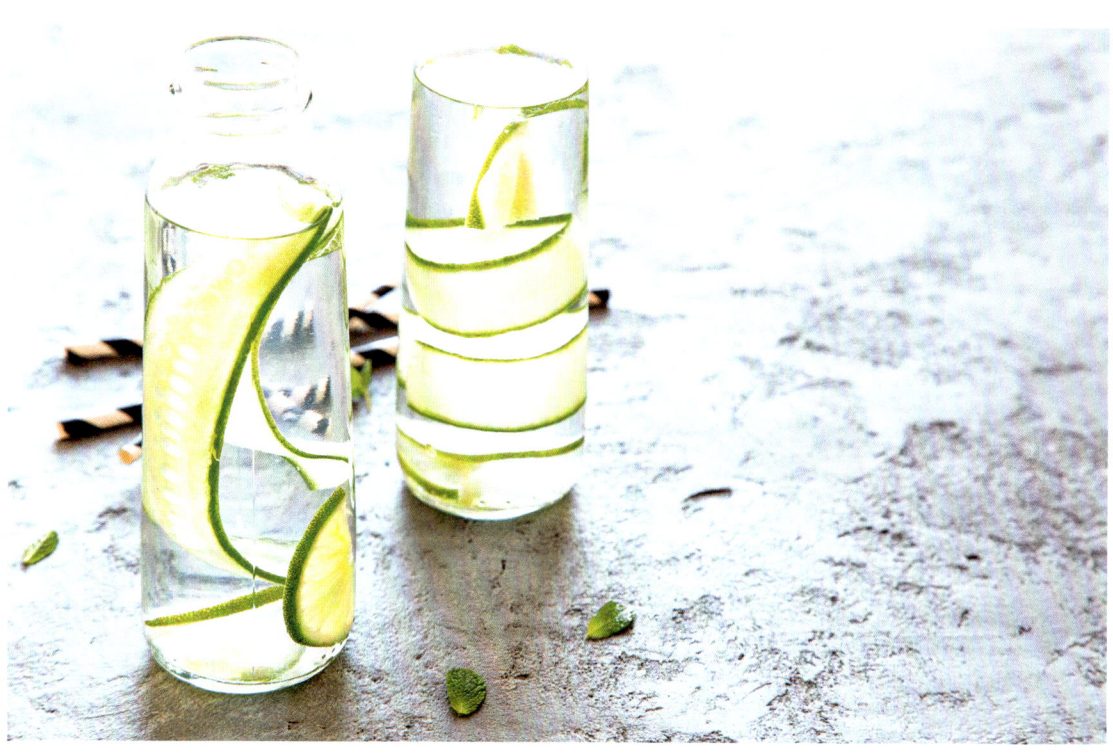

	GEEIGNET	IN MASSEN GEEIGNET	UNGEEIGNET
Getränke	Wasser, ungezuckerter Tee (Kräuter-, Früchte-, Roibuschtee, grüner und schwarzer Tee)	Kaffee, mit Wasser stark verdünnte Fruchtsäfte aus 100 % Frucht, Light-Getränke, Bier, trockener Wein oder Sekt	süße alkoholische Getränke, Cola, Limonade, Eistee, Fruchtnektar, Fruchtsaftgetränk
zum Süßen	Streusüße, flüssiger Süßstoff, Süßstofftabletten (für Kaffee oder Tee)	Stevia, Ahornsirup, Zuckeraustauschstoffe, Rohrohrzucker	Haushaltszucker, Honig
zum Würzen	Kräuter, selbst gemachte Salatdressings auf Essig-Öl-Basis	(süßer) Senf	Fertigsaucen für Salate oder Fleischgerichte, Ketchup

Noch ein Wort zu …

… Süßigkeiten

Disziplin ist wichtig und täglich Süßes ist für einen Diabetiker sicher nicht die richtige Kost. Seien Sie aber nicht zu streng mit sich! Da strikte Verbote schlecht für die Motivation sind, sind kleine Ausreißer erlaubt. Es gibt keinen Grund, nicht ab und zu (!) ein Stückchen Schokolade zu probieren, einen Keks zu naschen oder an einem heißen Sommertag einmal eine Kugel Eis zu schlecken!

… Getränken

Trinken Sie ausreichend, mindestens zwei Liter am Tag. Ideal sind Wasser und ungesüßter Tee aller Art. Auch gegen eine (ungesüßte) Tasse Kaffee am Tag ist nichts einzuwenden. Fruchtsäfte enthalten von Natur aus viel Fruchtzucker und sind daher nur eingeschränkt zu empfehlen. Da aber niemand immer nur Wasser oder Tee trinken kann und will, ist gegen den gelegentlichen Konsum von verdünnten Fruchtsäften (im Verhältnis 1:3, ein Teil Saft, drei Teile Wasser) nichts einzuwenden. Kaufen Sie aber nur Fruchtsäfte mit dem Hinweis »ohne Zuckerzusatz« oder »100 % Frucht« (am besten Direktsäfte) und lassen Sie sogenannte Fruchtnektare oder Fruchtsaftgetränke im Regal stehen – sie wurden mit reichlich Zucker versetzt. Light-Getränke sind mit Süßstoffen gesüßt, können abführend wirken, wenn man zu viel davon trinkt (siehe auch Seite 15), und sollten daher nur ab und zu ins Glas kommen. Milch ist kein Getränk, sondern gilt als Lebensmittel, denn zum einen liefert sie eine Menge Kalorien, zum anderen enthält sie Milchzucker, der blutzuckerwirksam ist und daher bei der Kohlenhydratberechnung beachtet werden muss.

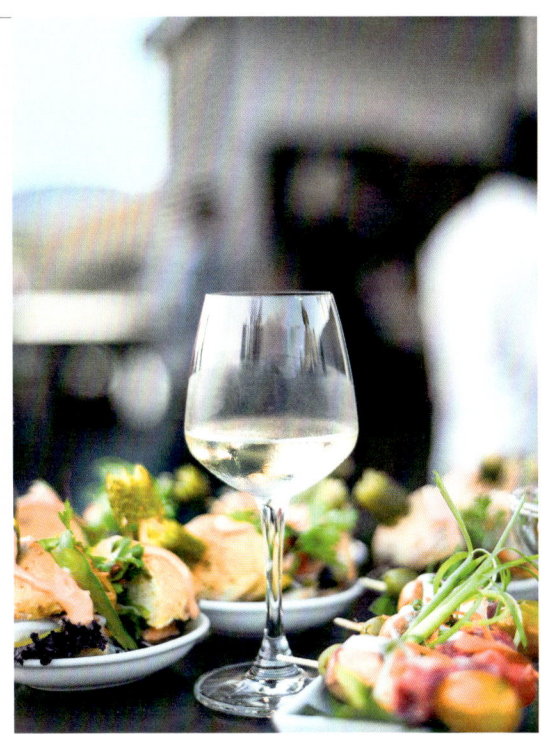

… Alkohol

Alkohol lässt den Blutzuckerspiegel zunächst rasch ansteigen, doch bald darauf fällt dieser stark ab und es besteht die Gefahr einer Unterzuckerung. Viele alkoholische Getränke, die nicht nur viele Kalorien, sondern auch eine Menge Kohlenhydrate enthalten, sind daher zu meiden. Dazu zählen Liköre, Cocktails, liebliche Weine und süße Sektsorten. Gegen ein gelegentliches Glas Bier oder trockenen Wein ist dagegen nichts einzuwenden. Allerdings sollten mindestens drei Tage pro Woche komplett alkoholfrei sein, außerdem gelten für Frauen deutlich niedrigere Obergrenzen als für Männer. Frauen sollten höchstens 10 g Alkohol am Tag aufnehmen, was bereits in 250 ml Bier oder 125 ml Wein enthalten ist. Für Männer gelten die doppelten Werte.

ERNÄHRUNG IN DER PRAXIS

»Essen hält Leib und Seele zusammen.« Wie recht hat doch der Volksmund! Glücklicherweise sind die Zeiten vorbei, in denen der Diabetiker streng Diät halten musste, es mehr Verbote als Gebote gab und im Café ganz am Ende des wunderbaren Kuchen- und Tortenbuffets ein trockener Diabetikerkuchen auf einen Abnehmer wartete. Heute steht Essen mit Genuss – aber auch mit Verstand und Augenmaß – im Vordergrund. Doch bevor es nun endgültig an den Kochtopf geht, gibt es noch ein paar Dinge, die man wissen sollte.

Nützliche Richtwerte

Der Körper braucht pro Tag eine bestimmte Energiemenge. Diese setzt sich aus dem Grundumsatz (benötigte Energie, um alle Lebensfunktionen im Ruhezustand aufrechtzuerhalten) und dem Leistungsumsatz (benötigte Energie für körperliche Aktivitäten) zusammen. Der tägliche Gesamtenergiebedarf hängt von Faktoren wie Alter, Geschlecht, Körpergröße und -gewicht sowie der körperlichen Aktivität ab. Daher sind die im Kasten in der rechten Spalte angegebenen Werte auch nur als Durchschnittswerte zu verstehen. Sie basieren auf Empfehlungen der Deutschen Gesellschaft für Ernährung (DGE) für Menschen mit höchstens durchschnittlicher Aktivität.

Täglicher Energiebedarf

	Mann	Frau
19–25 Jahre	2800 kcal/Tag	2200 kcal/Tag
25–51 Jahre	2700 kcal/Tag	2100 kcal/Tag
51–65 Jahre	2500 kcal/Tag	2000 kcal/Tag
über 65 Jahre	2500 kcal/Tag	1900 kcal/Tag

Kilokalorien (kcal) sind das umgangssprachliche Maß für die Energiemenge von Nahrungsmitteln. International verwendet man heute die Einheit Joule bzw. Kilojoule (kJ).

1 kcal = 4,184 kJ.

1 g Kohlenhydrate liefert rund 4 kcal (17 kJ).

1 g Fett liefert rund 9 kcal (37 kJ).

1 g Eiweiß liefert rund 4 kcal (17 kJ).

1 g Ballaststoffe liefert rund 2 kcal (8 kJ).

1 g Alkohol liefert rund 7 kcal (29 kJ).

Obwohl Kohlenhydrate als einzige Nährstoffe den Blutzuckerspiegel beeinflussen, sollten sie mehr als die Hälfte des täglichen Energiebedarfs decken. Das gilt für Diabetiker und Nichtdiabetiker gleichermaßen. Insulinpflichtige Diabetiker müssen allerdings den Kohlenhydratgehalt ihrer Mahlzeiten berechnen, damit sie die Insulineinheiten abschätzen können, die injiziert werden müssen, um den zu erwartenden Blutzuckeranstieg nach der Mahlzeit zu kompensieren. Hierfür gibt es Hilfsgrößen, die sogenannte Brot- oder Berechnungseinheit (BE) bzw. die Kohlenhydrateinheit (KE oder KHE). Die Broteinheit ist eine alte, westdeutsche Einheit zur Berechnung des Kohlenhydratgehalts in Lebensmitteln. Immer häufiger wird sie durch die international verwendete Kohlenhydrateinheit abgelöst. Aber für langjährige insulinpflichtige Diabetiker sind die Broteinheiten auch heute noch wichtig. Als Richtwert gilt: Eine Broteinheit erhöht den Blutzuckerspiegel um 30–40 mg/dl (1,7–2,2 mmol/l), eine Insulineinheit senkt ihn um die gleiche Menge. Sie brauchen also eine Insulineinheit, um die Wirkung von einer Broteinheit auf den Blutzucker abzufangen.

BE und KE

1 Brot- oder Berechnungseinheit (BE) entspricht 12 g Kohlenhydraten.

1 Kohlenhydrateinheit (KE) entspricht 10 g Kohlenhydraten.

Der Kohlenhydratgehalt einer BE oder KE bezieht sich dabei immer auf den essbaren Anteil eines Lebensmittels.

Wichtig:

Insulinpflichtige Diabetiker dürfen pro Tag nur eine individuell festgelegte Menge an Brot- bzw. Kohlenhydrateinheiten zu sich nehmen. Wie viele das in Ihrem Fall sein dürfen bzw. sollen, wird Ihr Arzt mit Ihnen besprechen.

Broteinheiten berechnen

Theoretisch können Sie die Broteinheiten eines jeden Lebensmittels und auch Ihrer Mahlzeiten selbst berechnen. Um die Broteinheiten eines bestimmten Produkts zu ermitteln, entnehmen Sie der Zutatenliste die Kohlenhydratmenge (KH) pro 100 g oder ml. Pro 100 ml Fruchtsaft sind das beispielsweise 11 g Kohlenhydrate. Teilen Sie diesen Wert durch zwölf (zur Ermittlung der BE) bzw. durch zehn (zur Ermittlung der KE).

100 ml Fruchtsaft enthalten demnach: 11 : 12 = 0,9 BE (bzw. 11 : 10 = 1,1 KE)

Bei der Berechnung einer ganzen Mahlzeit wird es etwas komplizierter. Um hier die Broteinheiten zu bestimmen, müssen Sie zunächst die Zutatenliste des Rezepts dahingehend überprüfen, ob und welche Zutaten als BE/KE angerechnet werden müssen. Dann ermitteln Sie anhand einer Tabelle (siehe Seite 22 ff. und Anhang Seite 142) deren Kohlenhydratgehalt und addieren alle Werte. Der Gesamtkohlenhydratgehalt geteilt durch zwölf bzw. zehn ergibt wiederum die Brot- bzw. Kohlenhydrateinheiten eines Rezepts.

Enthält Ihr Rezept viel Gemüse, können Sie es sich ein bisschen einfacher machen: Die meisten Gemüsesorten können in einer Portionsgröße von bis zu

200 Gramm ohne exakte BE- bzw. KE-Berechnung gegessen werden. Sie werden einfach generell mit 1 BE bzw. 1,2 KE angerechnet, da ihre Kohlenhydrate den Blutzuckerspiegel kaum beeinflussen. Das ist besonders bei Rezepten wie z.B. Gemüseeintopf praktisch, da man hier nicht eigens alle Zutaten berechnen muss. Ausnahmen sind Kartoffeln, Süßkartoffeln und Mais; sie enthalten viel Stärke und sind anrechnungspflichtig.

Hilfe aus dem Internet

Doch diese Berechnungen sind in der Regel überflüssig. Zum einen gibt es eine Vielzahl von Tabellen im Internet (Adressen siehe Anhang Seite 142), denen Sie detaillierte Angaben wie Broteinheiten, Kohlenhydrateinheiten, Energiegehalt, Gehalt an Kohlenhydraten, Eiweiß und Fett zu einer Vielzahl von Lebensmitteln entnehmen können. Eine praktische Auswahl gängiger Lebensmittel sehen Sie auch in der Zusammenstellung unten. Zum anderen finden sich im Internet sogenannte Broteinheiten-Rechner (siehe Anhang Seite 142), die ganz einfach funktionieren: Sie geben die anrechnungspflichtigen Zutaten Ihrer Mahlzeit in Gramm ein und erhalten im Gegenzug die BE. Außerdem gibt es praktischerweise immer mehr Rezepte, bei denen die Nährstoffe inkl. BE- bzw. KE-Werte bereits angegeben sind (wie bei den Rezepten in diesem Buch).

Ernährungstabelle

Hier erhalten Sie einen Überblick über den Energie- und Nährstoffgehalt, die Broteinheiten und den Glykämischen Index (siehe Kasten) einiger wichtiger Lebensmittel.

	KCAL	KJ	EW (G)	FETT (G)	KH (G)	BE	GLYX GI	GLYX GL	TYPISCHE PORTION	(G)
GEMÜSE										
Artischocken	25	105	2,4	x	5	0,4	▼	▼	1 große Artischocke	150
Auberginen	21	88	1	x	4	0,3	▼	▼	½ mittelgroße	150
Avocados	221	923	2	15	4	0,3	▼	▼	½ mittelgroße	100
Bambussprossen	17	72	3	x	5	0,4	▼	▼	½ Handvoll Sprossen	20
Blumenkohl	22	93	2	x	2	0,2	▼	▼	¼ Kopf Blumenkohl	150
Brokkoli	22	92	3	x	4	0,3	▼	▼	1 kleiner Strunk	150
Champignons	16	66	3	x	3	0,3	▼	▼	neben Hauptgericht	200
Chicoree	16	69	1	x	2	0,2	▼	▼	1 Kolben Chicoree	150
Chinakohl	12	50	1	x	2	0,2	▼	▼	¼ Kopf Chinakohl	150
Endivien	12	50	1	x	2	0,2	▼	▼	3 gr. Blätter Endivien	75
Erbsen, grün	48	202	4	x	6	0,5	▼	▼	neben Hauptgericht	100
Feldsalat	16	67	2	x	2	0,2	▼	▼	2 Handvoll	75
Fenchel	24	98	2	x	3	0,3	▼	▼	1 gr. Knolle Fenchel	150
Grüne Bohnen	29	121	2	x	5	0,4	▼	▼	neben Hauptgericht	80
Grünkohl	30	126	2	1	3	0,3	▼	▼	¼ Kopf Grünkohl	150
Gurken	12	51	x	x	1	0,1	▼	▼	¼ Stück Gurke	75

	KCAL	KJ	EW (G)	FETT (G)	KH (G)	BE	GLYX GI	GL	TYPISCHE PORTION	(G)
Knoblauch	139	581	6	x	28	2,3	◆	▼	1 kleine Zehe	2
Kohlrabi	21	88	2	x	3	0,3	▼	▼	1 kleine Knolle	150
Kopfsalat	8	33	1	x	1	0,1	▼	▼	5 große Blätter Salat	50
Kürbis	21	88	1	x	4	0,3	◆	▼	1 Scheibe Kürbis	200
Lauch / Porree	25	105	2	x	4	0,3	▼	▼	neben Hauptgericht	100
Maiskörner	74	310	2	x	16	1,3	▼	◆	3 EL Mais	50
Mangold	8	33	2	x	x	x	▼	▼	1 kleine Staude	200
Meerrettich, gerieben	63	263	3	x	8	0,7	▼	▼	1 TL Meerrettich	5
Möhren / Karotten	29	121	1	x	6	0,5	◆	◆	2 mittelgroße	150
Oliven	134	561	1	14	x	x	▼	▼	7 Stück (grün/schwarz)	30
Paprika	21	88	1	x	4	0,3	▼	▼	1 mittelgroße	150
Petersilie	37	155	3	x	6	0,5	▼	▼	1 EL	2
Pfifferlinge	12	50	1	x	2	0,2	▼	▼	neben Hauptgericht	100
Radieschen	12	50	1	x	2	0,2	▼	▼	1 Bund	100
Rettich	16	67	1	x	3	0,3	▼	▼	¼ Stück Rettich	150
Rosenkohl	31	128	4	1	6	0,5	▼	▼	10 Stück Rosenkohl	150
Rote Bete, roh	41	172	2	x	6	0,5	◆	▼	1 mittelgroße Knolle	150
Rotkohl / Blaukraut	21	88	1	x	4	0,3	▼	▼	neben Hauptgericht	150
Sauerkraut	17	70	2	x	4	0,3	▼	▼	neben Hauptgericht	150
Selleriestangen	8	33	1	x	1	0,1	▼	▼	zum Dippen	80
Sellerieknollen	25	105	1	x	5	0,4	▼	▼	in der Suppe	20
Spargel	13	50	2	x	2	0,2	▼	▼	neben Hauptgericht	250
Spinat	12	50	2	x	1	0,1	▼	▼	neben Hauptgericht	150
Steinpilze	25	105	2	x	4	0,3	▼	▼	neben Hauptgericht	150
Tomaten	16	67	1	x	3	0,3	▼	▼	2 Stück Tomaten	150
Tomatenketchup	107	448	2	x	24	2	◆	▼	1 EL	20
Tomatenmark	45	188	2	x	9	0,8	▼	▼	1 EL	20
Weißkohl / Weißkraut	25	104	1	x	3	0,3	▼	⊠	⅛ Kopf Weißkohl	150
Wirsing	21	88	2	x	3	0,3	▼	▼	¼ Kopf Wirsing	150
Zucchini	16	67	2	x	2	0,2	▼	▼	1 kleine Zucchini	150
Zwiebel	41	114	1	x	9	0,8	▼	▼	1 kleine Zwiebel	50
OBST										
Ananas	56	232	x	x	12	1	◆	▼	1 Scheibe Ananas	90
Apfel	49	205	x	x	12	1	▼	▼	1 kleiner Apfel	90
Apfelmus	78	326	x	x	19	1,6	▼	◆	Dessertschale	125
Aprikosen	49	205	1	x	11	0,9	◆	▼	2–3 Aprikosen	110
Banane	88	369	1	x	16	1,3	◆	◆	1 mittelgroße	140
Birne	57	238	1	x	13	1,1	▼	▼	1 kleine Birne	90
Brombeeren	41	172	1	x	9	0,8	▼	▼	7–8 EL	125
Clementine / Mandarine	37	155	1	x	8	0,7	▼	▼	1 kleine Mandarine	50
Erdbeeren	33	138	1	x	7	0,6	▼	▼	15 Erdbeeren	125
Granatapfel	37	155	x	x	9	0,8	◆	▼	1 kleiner	125
Grapefruit	33	138	1	x	7	0,6	▼	▼	½ Grapfruit	125
Heidelbeeren	83	349	1	1	19	1,1	▼	▼	1 kleine Schale	125
Himbeeren	37	155	1	x	8	0,7	▼	▼	7–8 EL	125

	KCAL	KJ	EW (G)	FETT (G)	KH (G)	BE	GLYX GI	GL	TYPISCHE PORTION	(G)
Holunderbeeren	54	228	3	2	7	0,6	▼	▼	7 EL	170
Honigmelone	54	228	1	x	12	0,4	◆	▼	2 Spalten	125
Johannisbeeren (schwarz)	39	164	1	x	6	1	▼	▼	1 kleine Schale	125
Kiwi	53	222	1	x	12	1	▼	▼	1 mittelgroße Kiwi	80
Mango	57	240	1	x	13	0,9	◆	▼	½ Mango	100
Mirabellen	66	276	1	x	15	1,3	◆	▼	10 Stück	100
Nektarine	53	223	1	x	12	1,3	▼	▼	1 mittelgroße	120
Orange	41	172	1	x	9	0,8	▼	▼	1 mittelgroße	150
Papaya	33	138	x	x	8	0,7	◆	▼	½ kleine Papaya	125
Pfirsich	45	188	1	x	10	0,8	▼	▼	1 Pfirsich	120
Pflaumen	49	203	1	x	10	1,2	▼	▼	4 Pflaumen	100
Preiselbeeren, roh	37	155	x	x	9	0,8	▼	▼	1 kleine Schale	125
Rhabarber, gekocht	16	67	1	x	3	0,3	▼	▼	1 kleine Stange	150
Stachelbeeren, roh	41	172	1	x	9	0,8	▼	▼	1 kleine Schale	125
Süßkirsche	57	238	1	x	13	1,1	▼	▼	1 kleine Schale	125
Wassermelone	37	156	1	x	8	0,3	▲	▼	1 Spalte	300
Weintrauben, weiß	70	293	1	x	16	1,3	▼	▼	ca. 10 Stück	70
Zitrone	25	105	1	x	5	0,4	▼	▼	½ Zitrone	30
GETREIDE UND GETREIDEERZEUGNISSE										
Buchweizen	351	1469	10	2	71	5,9	▼	◆	1 EL	20
Cornflakes	382	1598	15	1	75	6,9	▲	◆	1 mittelgroße Portion	50
Gerstenkörner	302	1264	11	2	58	4,8	▼	◆	1 EL	15
Gerstengraupen	354	1481	10	1	74	6,2	▼	▼	1 EL	15
Grünkern / Dinkel	331	1385	12	3	62	5,2	▼	◆	1 EL	15
Hafer	369	1544	13	7	61	5,1	▼	◆	1 EL	15
Haferflocken	393	1644	14	7	66	5,5	◆	◆	1 mittlere Schale	60
Hirse	328	1372	11	4	60	5	▲	▲	1 EL	15
Mais (Flocken, Cerealien)	341	1427	9	4	65	5,4	▼	◆	1 EL	15
Müsli, Trockenprodukt	405	1695	9	10	67	5,6	▼	◆	1 mittlere Schale	60
Nudeln	376	1573	13	3	72	6	▼	▲	2 gehäufte EL	45
Reis	362	1515	7	1	79	6,6	◆	▲	3 EL Reis, roh	40
Roggenmehl	317	1326	8	1	76	5,2	◆	◆	1 EL	15
Speisestärke	357	1494	x	x	87	7,3	▲	▲	1 gehäufter EL	15
Vollkornnudeln	352	1473	15	3	64	5,3	▼	◆	1 kleine Portion, roh	70
Weizen	314	1314	12	2	60	5	▼	◆	1 gehäufter EL	15
Weizengrieß	358	1498	10	1	75	6,3	◆	◆	1 gehäufter EL	15
Weizenkeime	383	1602	27	9	46	3,8	▼	▼	1 gehäufter EL	15
Weizenmehl	334	1409	11	1	73	6,2	▲	▲	1 gehäufter EL	15
BROT										
Brötchen	276	1155	7	1	58	4,8	▲	▲	1 Stück	50
Knäckebrot	317	1326	10	1	65	5,4	◆	◆	1 Stück	10
Mischbrot (Roggen-, Weizen-)	251	1050	7	1	52	4,3	◆	◆	1 Scheibe	30
Paniermehl	358	1498	13	1	72	6	▲	▲	1 EL	10
Pumpernickel	185	772	7	1	37	3,8	▼	▼	1 Scheibe	50
Roggenbrot	219	915	7	1	46	4,3	◆	◆	1 Scheibe	30

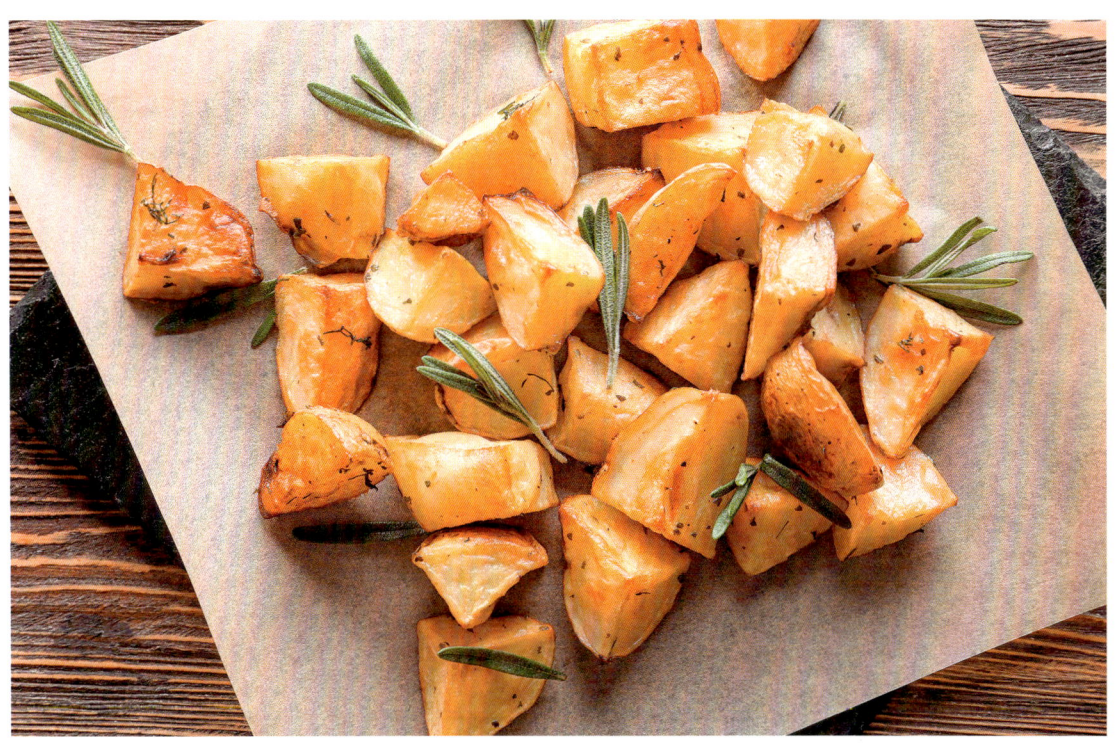

	KCAL	KJ	EW (G)	FETT (G)	KH (G)	BE	GLYX		TYPISCHE PORTION	
							GI	GL		(G)
Weizen-Toastbrot	262	1175	7	5	48	5,4	▲	◆	1 Scheibe	25
Weizenvollkornbrot	235	983	8	1	47	3,9	▲	◆	1 Scheibe	25
Zwieback	368	1541	10	4	73	6,3	◆	◆	2 Scheiben	20
KARTOFFELN UND KARTOFFELPRODUKTE										
Bratkartoffeln	115	481	2	4	17	1,4	◆	◆	1 Portion	215
Chips	539	2254	6	39	45	3,8	▲	▲	⅓ Tüte Chips	50
Kartoffelklöße, Knödel, roh	165	705	4	1	37	2,3	◆	◆	1 Knödel	90
Kartoffeln ohne Schalen	86	360	2	x	19	1,6	◆	◆	2 große Kartoffeln	200
Kartoffelpuffer	260	1088	4	16	23	1,9	▼	◆	2 Stück	200
Kartoffelpüree	147	625	5	3	25	1,3	▲	▲	2 gehäufte EL	100
Kartoffelsalat mit Öl	98	410	2	3	15	1,3	▲	▲	1 Portion	250
Knödel	150	628	6	2	26	2,2	▲	▲	1 Stück	90
Pommes frites	267	1117	4	12	34	2,8	▲	▲	ca. 15 Stück	30

Quelle: »Richtige Ernährung mit Diabetes«, Hexal AG, Holzkirchen

Abkürzungen: kcal = Kilokalorien, KJ = Kilojoule, EW = Eiweiß/Protein, KH = Kohlenhydrate, BE = Broteinheiten, GI = glykämischer Index, GL = Glykämische Last, x = minimal, ▼ = gering, ◆ = mittel, ▲ = hoch

Der Glykämische Index

Die Brot- oder Berechnungseinheit bzw. Kohlenhydrateinheit gibt an, wie viel Sie von einem bestimmten Lebensmittel pro Einheit essen können. Über die Geschwindigkeit des Blutzuckeranstiegs sagt sie jedoch nichts aus. 1 BE Cola lässt beispielsweise den Blutzuckerspiegel viel rascher steigen als 1 BE Vollkornbrot. Mit dem Glykämischen Index (GI) wird angegeben, wie schnell oder wie langsam der Blutzuckerspiegel nach dem Verzehr eines bestimmten Lebensmittels ansteigt. Dabei ist Glukose (Traubenzucker) das Maß für den Glykämischen Index, der in einer Menge von 50 g einem GI von 100 entspricht. Das bedeutet, der Blutzucker steigt rasch auf relativ hohe Werte. Je niedriger dieser Index, umso besser für den Blutzuckerspiegel.

- Niedriger GI: kleiner als 55
- Mittlerer GI: 55–69
- Hoher GI: 70–100

Geschickte Mahlzeitenverteilung

Idealerweise werden die Mahlzeiten gleichmäßig über den Tag verteilt. Fünf kleine Mahlzeiten sorgen dafür, dass der Blutzuckerspiegel keinen allzu großen Schwankungen unterliegt. Der folgende Beispiel-Speiseplan entspricht der üblichen Reduktionsdiät beim übergewichtigen Typ-2-Diabetiker und zeigt, wie 13 Broteinheiten über den Tag verteilt werden können. Bei Typ-1-Diabetikern, aber auch bei Typ-2-Diabetikern, die kaum übergewichtig sind, können es auch 18–22 Broteinheiten pro Tag sein. Im Rezeptteil dieses Buches finden Sie viele köstliche Vorschläge für Frühstück, Zwischenmahlzeiten, kleine und große Gerichte (mit allen erforderlichen Nährwertangaben), die Sie nach Herzenslust kombinieren können.

Frühstück (3 BE)

- 200 g Naturjoghurt (1,5 %) mit geriebenem Apfel (etwa 100 g) und 2 EL Vollkornhaferflocken (20 g), dazu 1 Tasse Tee oder Kaffee (nach Belieben mit Süßstoff gesüßt)

Erste Zwischenmahlzeit (2 BE)

- Vollkornkekse (50 g)

Mittagessen (3 BE)

- 150 g Naturreis mit 1 Scheibe gegrillter oder gebratener Putenbrust und Blattsalat

Zweite Zwischenmahlzeit (2 BE)

- 1 mittelgroße Banane

Abendessen (3 BE)

- 1 Tasse klare Gemüsebrühe, 2 Vollkornbrötchen mit 10 g Butter und fettarmem Frischkäse, dazu Rohkost

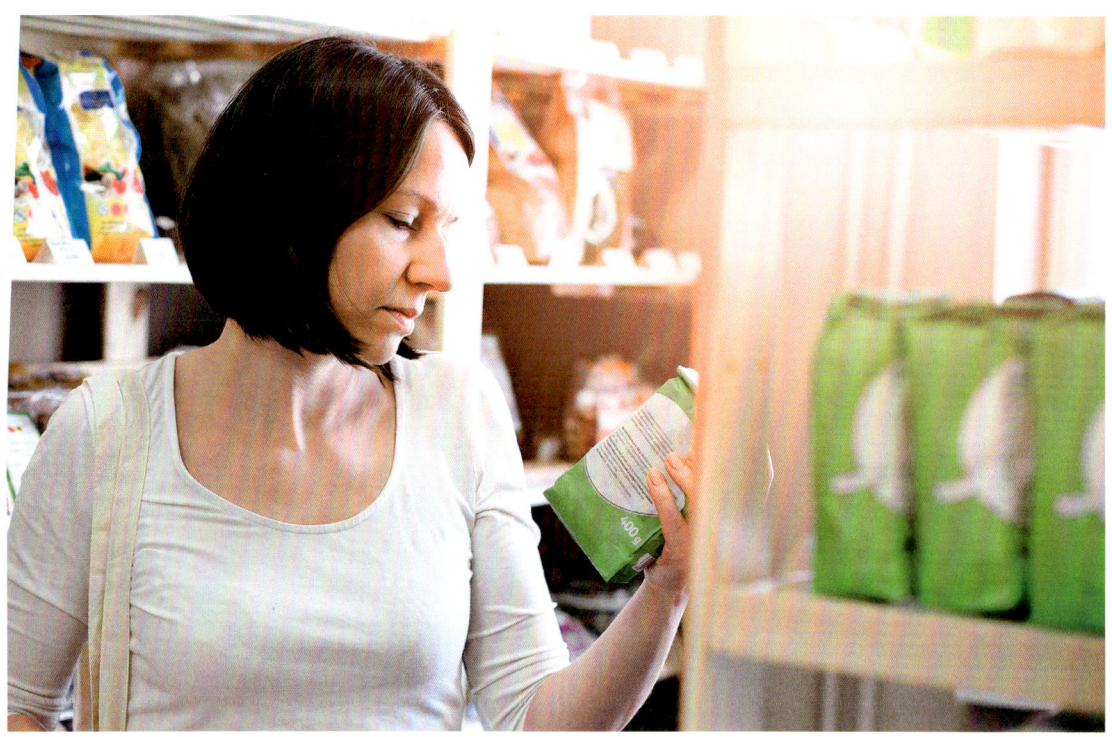

Praktische Tipps …

… für den Einkauf

- Gehen Sie nicht hungrig einkaufen. Sonst landen ungesunde Lebensmittel in Ihrem Einkaufskorb, auf die Sie plötzlich Heißhunger haben.

- Schreiben Sie einen Einkaufszettel, damit Sie nichts kaufen, was Sie nicht brauchen, aber auch, damit Sie nichts vergessen, was für eine vollwertige, gesunde Ernährung notwendig ist.

- Bedienen Sie sich reichlich an frischem Gemüse und Obst. Kaufen Sie möglichst saisonale Produkte, denn dann haben sie ihren höchsten Nährstoffgehalt.

- Sichtbares Fett wie Öl, Butter oder Margarine ist leicht zu dosieren, bei versteckten Fetten wird es schwieriger. Greifen Sie daher zu magerem Fleisch wie Geflügel oder Filet und fettarmen Wurstsorten. Gleiches gilt für Käse: Bevorzugen Sie auch hier Sorten mit einem Fettgehalt mit maximal 45 % in der Trockenmasse (abgekürzt 45 % i. Tr.).

- Kaufen Sie nur Milch und Milchprodukte mit einem Fettgehalt von maximal 1,5 %.

- Meiden Sie Fertigprodukte und Fertiggerichte. Hier ist in der Regel der Zucker- und Fettgehalt sehr hoch, außerdem werden viele Zusatzstoffe zugesetzt.

- Kaufen Sie bei Naschereien nur kleine Mengen. Ist eine Fünfer-Packung Schokoriegel im Haus, bleibt es vielleicht doch nicht bei dem einen, den Sie sich eigentlich gönnen wollten.

- Werfen Sie einen Blick auf die Zutatenliste. Hier sind die Zutaten in absteigender Reihenfolge aufgeführt. Stehen Fett oder Zucker (oder verwandte Formen) ganz vorn, kaufen Sie das Lebensmittel besser nicht.

… für gesundes Kochen und Backen

- Wählen Sie fettarme Garmethoden wie Dünsten, Dämpfen, Schmoren, Kochen im Römertopf, Grillen oder Braten im Wok.

- Verwenden Sie zum Braten beschichtete Pfannen und geben Sie nur wenig Bratfett (etwa 1 Teelöffel) dazu.

- Verzichten Sie darauf, Suppen und Saucen mit Sahne oder Crème fraîche zu binden oder verwenden Sie zumindest ein fettarmes Produkt (z.B. Kochsahne mit 15 %). Gemüsesuppen kann man beispielsweise pürieren, dann schmecken sie auch ohne Sahne wunderbar cremig.

- Verwenden Sie zum Würzen von Suppe lieber gekörnte Brühe anstelle der fetthaltigeren Brühwürfel.

- Lassen Sie fette Suppen oder Bratensaucen abkühlen und schöpfen Sie das Fett ab.

- Verzichten Sie beim Backen darauf, die Backformen zu fetten. Legen Sie sie mit Backpapier aus.

- Werden Sie kreativ: Servieren Sie zur Kaffeeeinladung Muffins mit Karottenraspeln statt Schokoladenstückchen, backen Sie Kartoffelpuffer ganz fettarm im Waffeleisen statt in der Pfanne, verwenden Sie als Streichfett mageren Frischkäse statt Butter, oder rühren Sie Ihren Quark mit einer Mischung aus Mineralwasser und fettarmer Milch an … Mit der Zeit werden Ihnen immer mehr Ideen kommen, wie Sie Fett sparen können und trotzdem ständig etwas Neues auf dem Tisch haben.

… fürs Essen außer Haus

Ob beim Shoppen oder beim Wandern – der nächste Hunger kommt bestimmt. Ideale und handliche Happen für zwischendurch sind da Bananen oder Äpfel, mit Putenbrust belegte Vollkornbrötchen und Rohkost oder ein Magermilchjoghurt mit frischen Beeren in der Brotzeitbox. Doch nicht immer kann und will man sich vom eigenen Proviant ernähren, wenn man unterwegs ist. Wer die Nährwerte einschätzen kann (siehe Tabelle Seite 22 ff.), kann auch im Restaurant, vom Buffet der Betriebsfeier oder bei der Grillparty das Richtige auswählen.

Idealerweise

- essen Sie vorab einen kleinen Salat mit Essig-Öl-Dressing oder eine klare Gemüsebrühe, dann ist der größte Hunger schon gestillt und die Hauptmahlzeit kann kleiner ausfallen.

- wählen Sie Gerichte, deren Kohlenhydratgehalt sich gut abschätzen lässt, z.B. Nudeln oder Reis. Vorsicht bei Eintöpfen oder Aufläufen: Sie wissen nicht, was sich darin alles versteckt!

- achten Sie auf die Zubereitungsart: Fischfilet natur oder gegrillte Putenbrust weist auf fettarme Zubereitung hin, Paniertes oder Gratiniertes sollten Sie meiden.

- kombinieren Sie am Buffet mageres Fleisch/Fisch mit wenig kohlenhydratreichen Beilagen und dafür reichlich Gemüse.

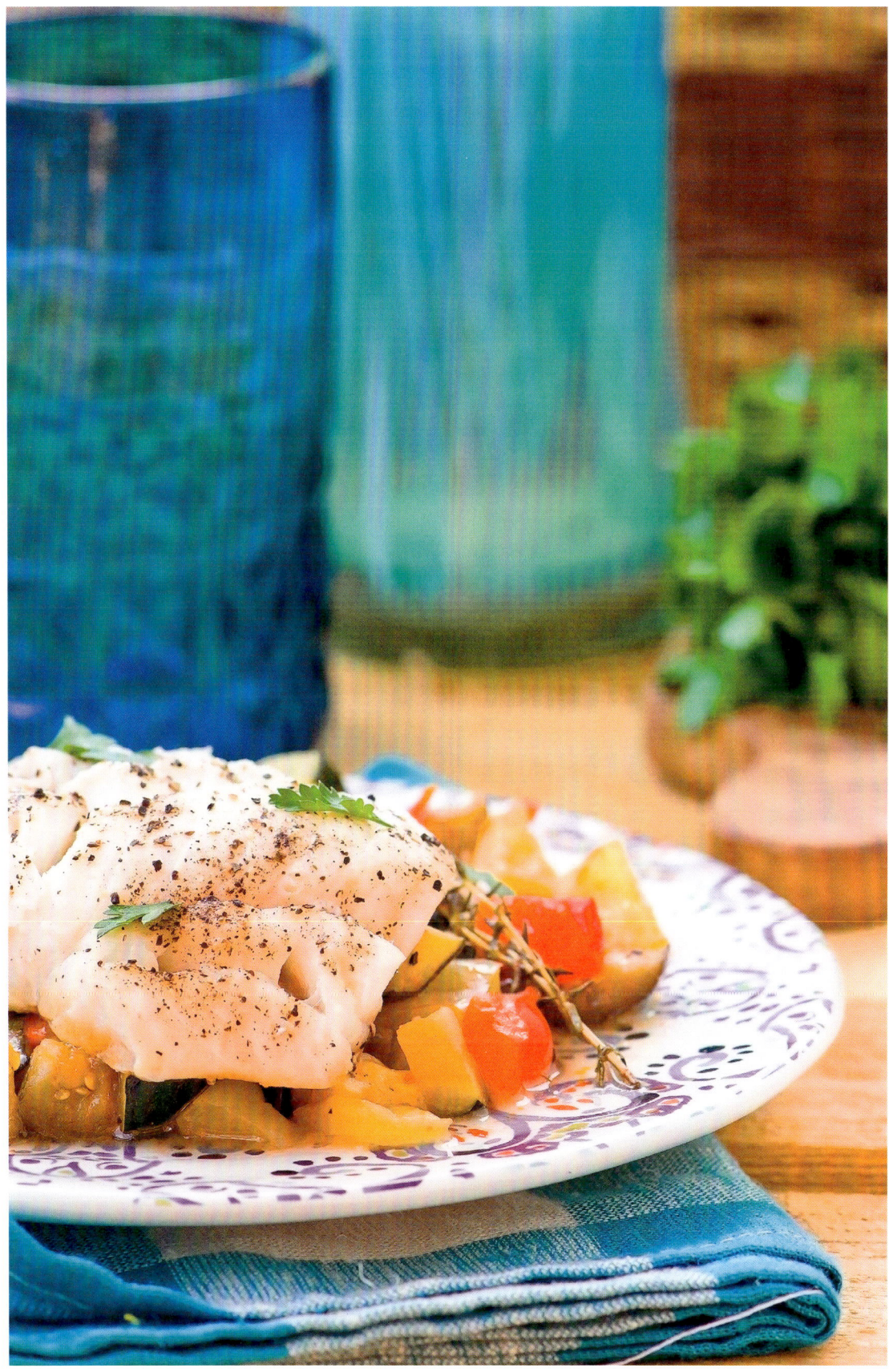

Frühstücksideen

VOLLKORNBROT

Ein selbst angerührter Aufstrich wie magerer Kräuterfrischkäse oder Schnittlauchquark ersetzt die kalorienreiche Butter & Co. und bringt Abwechslung aufs Brot.

**Für 1 Kastenform (30 cm Länge) bzw. für etwa 20 Scheiben — Zubereitung: 40 Minuten
Ruhen: etwa 1 Stunde 30 Minuten — Backen: etwa 1 Stunde — Schwierigkeitsgrad: mittel**

1 TL Kokosblütenzucker
1 Würfel Hefe (42 g)
350 g Vollkornmehl-Mix (z.B. Weizen-, Dinkel- und Buchweizenmehl)
etwa 150 g Kastanienmehl
1 TL Salz
200 g Naturjoghurt (1,5 % Fett)
4 EL Olivenöl
Olivenöl und Kastanienmehl für die Backform
100 g Sonnenblumenkerne
1–2 EL Haferflocken zum Bestreuen

Nährwerte pro Scheibe: 140 kcal/588 kJ, 4,7 g EW, 6,7 g F, 14,5 g KH, 2,1 g Bst, 0,03 mg Chol, 1 BE

Tipp

Die Haferflocken lassen sich auch durch Kürbiskerne, Sonnenblumenkerne oder Reisflocken ersetzen.

Den Kokosblütenzucker zusammen mit der Hefe in etwa 50 ml lauwarmem Wasser auflösen. Das Mehl mit dem Kastanienmehl und dem Salz in einer Schüssel mischen. Eine Mulde in die Mitte drücken und das Hefewasser eingießen. Mit ein wenig Mehl verrühren und etwa 15 Minuten abgedeckt gehen lassen.

Währenddessen etwa 200 ml Wasser mit dem Joghurt und dem Öl verrühren und handwarm erwärmen. Zum Vorteig geben und gründlich zu einem geschmeidigen Teig verkneten. Nach Bedarf noch etwas Mehl oder Flüssigkeit ergänzen, bis sich der Teig vom Schüsselrand löst. Abdecken und etwa 1 Stunde an einem warmen Ort ruhen lassen.

Inzwischen den Backofen auf 250 °C (Ober-/Unterhitze) vorheizen. Die Kastenform fetten und mit dem Kastanienmehl ausstreuen. Die Sonnenblumenkerne gut unter den Teig kneten, diesen zu einem länglichen Laib formen, in die Form legen und abgedeckt etwa 15 Minuten ruhen lassen. Mit etwas kaltem Wasser bestreichen, die Haferflocken daraufstreuen und in die Mitte des Ofens schieben. Nach etwa 10 Minuten die Temperatur auf 220 °C reduzieren und das Brot in etwa 50 Minuten fertig backen. Danach kurz in der Form abkühlen lassen, herausstürzen und auskühlen lassen.

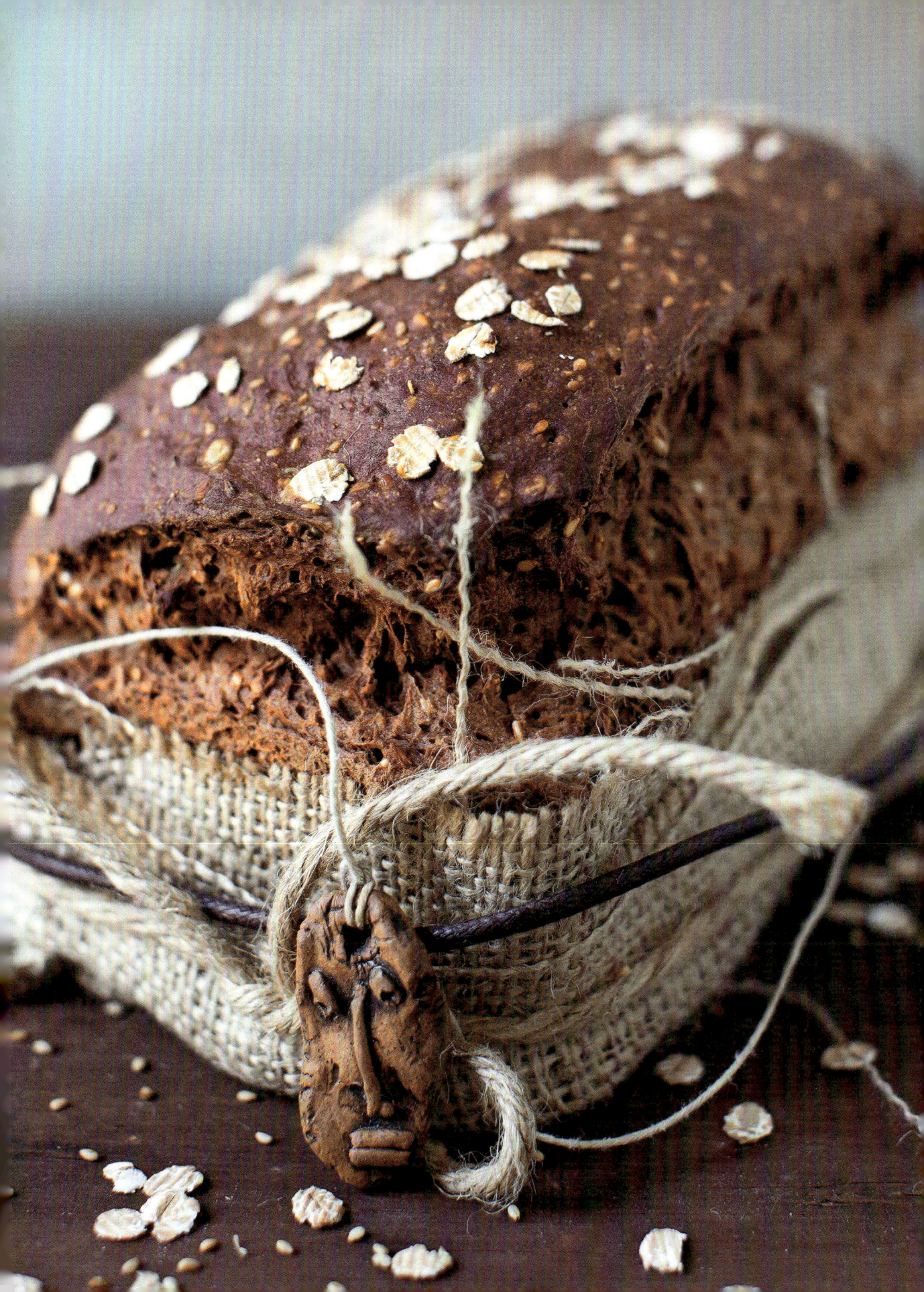

vegan — Frühstücksideen

ZUCCHINI-WALNUSS-KASTENBROT

Die Zucchiniraspel machen das Brot wunderbar saftig. Mit herzhaften Aufstrichen oder mit Fetakrümeln bestreut schmeckt es zum Frühstück oder als Zwischenmahlzeit.

Für 1 Kastenform (25 cm Länge) bzw. für 12 Scheiben — Zubereitung: 30 Minuten
Backen: etwa 50 Minuten — Schwierigkeitsgrad: leicht

Distelöl und Dinkelvollkornmehl für die Backform
1 Zucchini (etwa 250 g)
100 g Walnusskerne
150 g kleine, kernlose blaue Weintrauben
2 EL Agavendicksaft
80 ml Walnussöl
½ Päckchen Trockenhefe
150 g Dinkelvollkornmehl
100 g Walnüsse, gemahlen
½ TL Salz

Nährwerte pro Scheibe: 237 kcal/992 kJ, 4,5 g EW, 18,1 g F, 13,1 g KH, 2,2 g Bst, 0,07 mg Chol, 1 BE

Den Backofen auf 180 °C (Umluft) vorheizen. Die Kastenform mit wenig Öl fetten. Etwas Mehl gleichmäßig in der ganzen Form verteilen und überschüssiges Mehl wieder herausklopfen.

Die Zucchini waschen, putzen und grob raspeln. Die Nüsse grob hacken. Die Weintrauben waschen und trocken tupfen. In einer Schüssel den Agavendicksaft mit dem Öl, etwa 100 ml lauwarmem Wasser, der Hefe, dem Mehl, den gemahlenen Nüssen und dem Salz gut verrühren. Die Zucchiniraspel, die Trauben und die gehackten Nüsse unterziehen. Bei Bedarf noch etwas Wasser ergänzen.

Den Teig in die vorbereitete Backform füllen und im vorgeheizten Ofen etwa 50 Minuten backen. Zur Garprobe ein Holzstäbchen in die Mitte des Brotes stecken – bleibt beim Herausziehen kein Teig mehr daran haften, ist es fertig. Aus dem Ofen nehmen, abkühlen lassen, aus der Form stürzen und auf einem Kuchengitter vollständig auskühlen lassen.

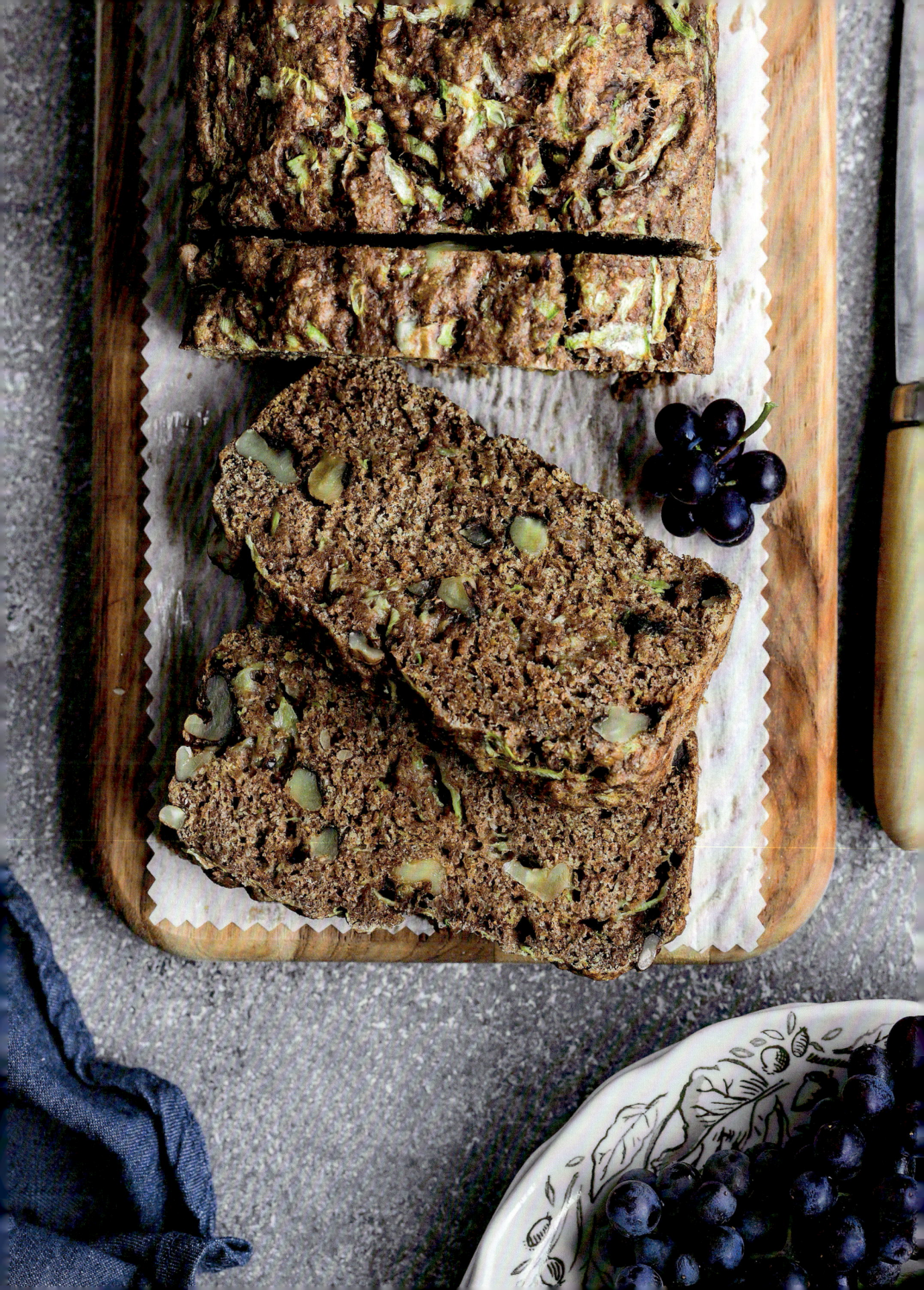

Frühstücksideen

LEINSAMENBRÖTCHEN

Die leicht nussig schmeckenden Leinsamen enthalten wertvolle Fettsäuren und reichlich Ballaststoffe, die lange satt machen – ein Plus fürs Abnehmen!

Für 10 Stück — Zubereitung: 15 Minuten
Backen: 15–20 Minuten — Ruhen: 1 Stunde 35 Minuten — Schwierigkeitsgrad: mittel

25 g Leinsamenschrot

12 g frische Hefe

1 TL Agavendicksaft

80 ml Milch (1,5% Fett), lauwarm erwärmt

300 g Dinkelvollkornmehl

½ TL Salz

2 EL Distelöl

1 EL Weißweinessig

Dinkelvollkornmehl zum Arbeiten

Nährwerte pro Brötchen: 156 kcal/655 kJ, 5,4 g EW, 4,7 g F, 20,8 g KH, 4 g Bst, 0,32 mg Chol, 2 BE

Tipp

Die Brötchen gehen gut auf, wenn man beim Einschieben ein Glas Wasser auf den Backofenboden gießt. Achtung, heißer Dampf!

Den Leinsamenschrot mit 100 ml kochend heißem Wasser übergießen und etwa 45 Minuten quellen lassen. Die Hefe zerbröckeln, mit dem Agavendicksaft und der Milch verrühren. Etwa 15 Minuten gehen lassen. Das Mehl mit dem Salz vermischen und mit der Leinsamenmasse, der Hefemilch, dem Öl und dem Essig zu einem glatten, geschmeidigen Teig verkneten. Bei Bedarf noch etwas Milch oder Mehl hinzufügen, sodass der Teig nicht zu fest, aber auch nicht zu klebrig ist. Den Teig zu einer Kugel rollen und mit einem feuchten Tuch bedeckt an einem warmen Ort etwa 30 Minuten gehen lassen.

Den Teig in zehn Portionen teilen, zu Kugeln formen und auf einem bemehlten Blech etwas flach drücken. Jedes Brötchen mit einem scharfen Messer einmal einschneiden und wieder mit dem feuchten Tuch bedecken. Weitere 20 Minuten gehen lassen.

Inzwischen den Backofen auf 220 °C (Umluft) vorheizen. Die Brötchen in den Ofen schieben, die Temperatur auf 180 °C reduzieren und 15–20 Minuten backen, bis sie leicht gebräunt sind.

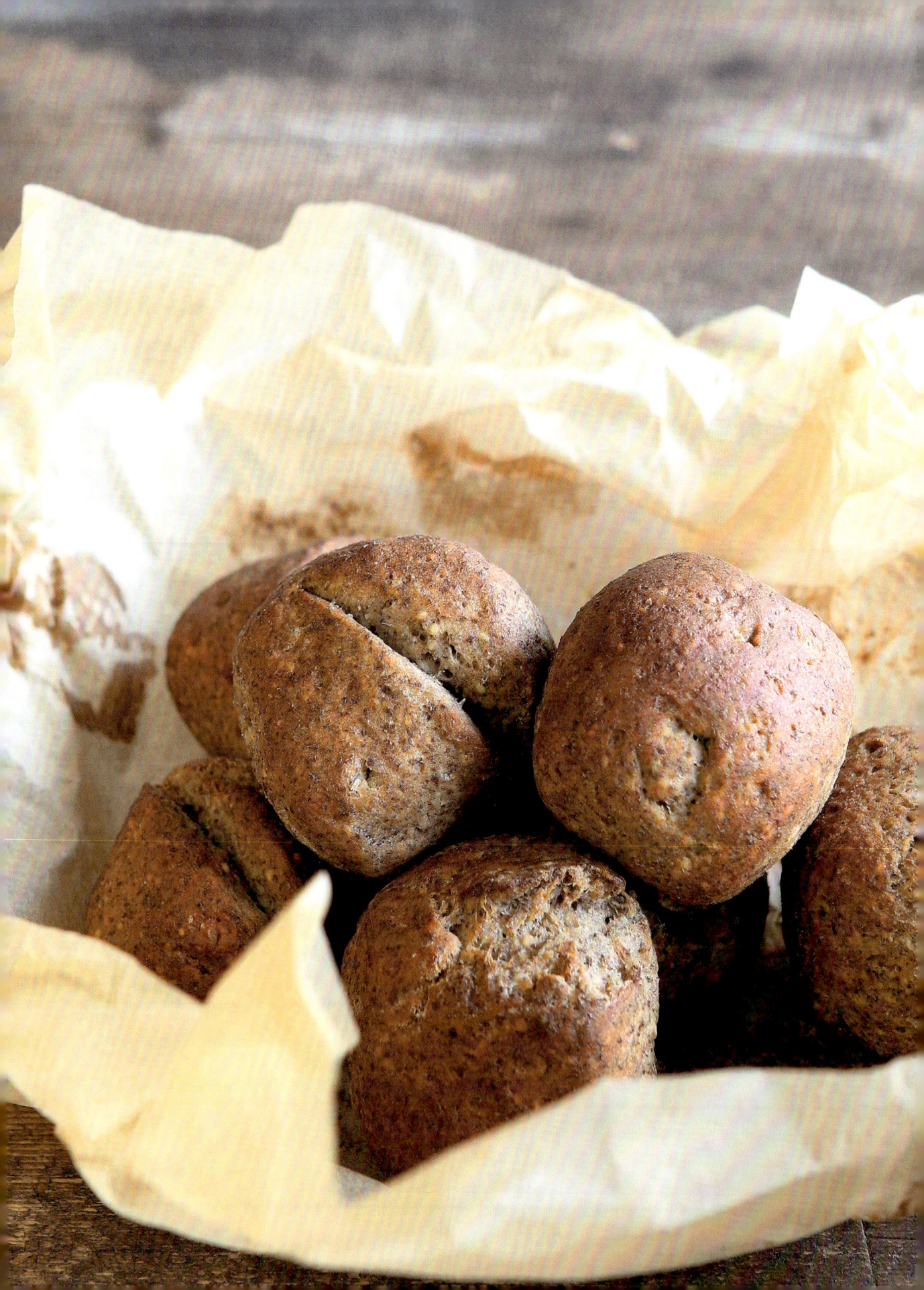

VOLLKORNBROT MIT ZUCCHINIAUFSTRICH

Der Aufstrich ist ein Multitalent. Mit Kresse, Currypulver oder Räucherlachsstückchen mit Dill anstelle der Zucchini verwandelt er sich in neue köstliche Varianten.

Für 4 Personen — Zubereitung: 15 Minuten — Schwierigkeitsgrad: leicht

1 kleine Zucchini (150–180 g)
150 g Magerquark
100 g Frischkäse (Magerstufe)
50 g saure Sahne
Salz, Pfeffer aus der Mühle
1 Msp. Chiliflocken
1 Spritzer Zitronensaft
2 Kirschtomaten
4 Scheiben Vollkornbrot (siehe Seite 30)

Nährwerte pro Portion: 178 kcal/748 kJ, 10,1 g EW, 9,6 g F, 11,4 g KH, 2,1 g Bst, 21 mg Chol, 1 BE

Die Zucchini waschen, trocknen und die Enden abschneiden. Auf der Gemüsereibe raspeln, dann 4 EL für die Garnitur beiseitelegen. Den Quark mit dem Frischkäse und der sauren Sahne verrühren. Die Zucchiniraspel untermischen und mit Salz, Pfeffer, den fein zerstoßenen Chiliflocken und dem Zitronensaft würzen und abschmecken.

Die Tomaten waschen, trocknen, vom Stielansatz befreien und in Scheiben schneiden. Die Vollkornbrotscheiben mit dem Zucchiniaufstrich bestreichen, mit je zwei Tomatenscheiben belegen und mit den beiseitegelegten Zucchiniraspeln bestreut servieren.

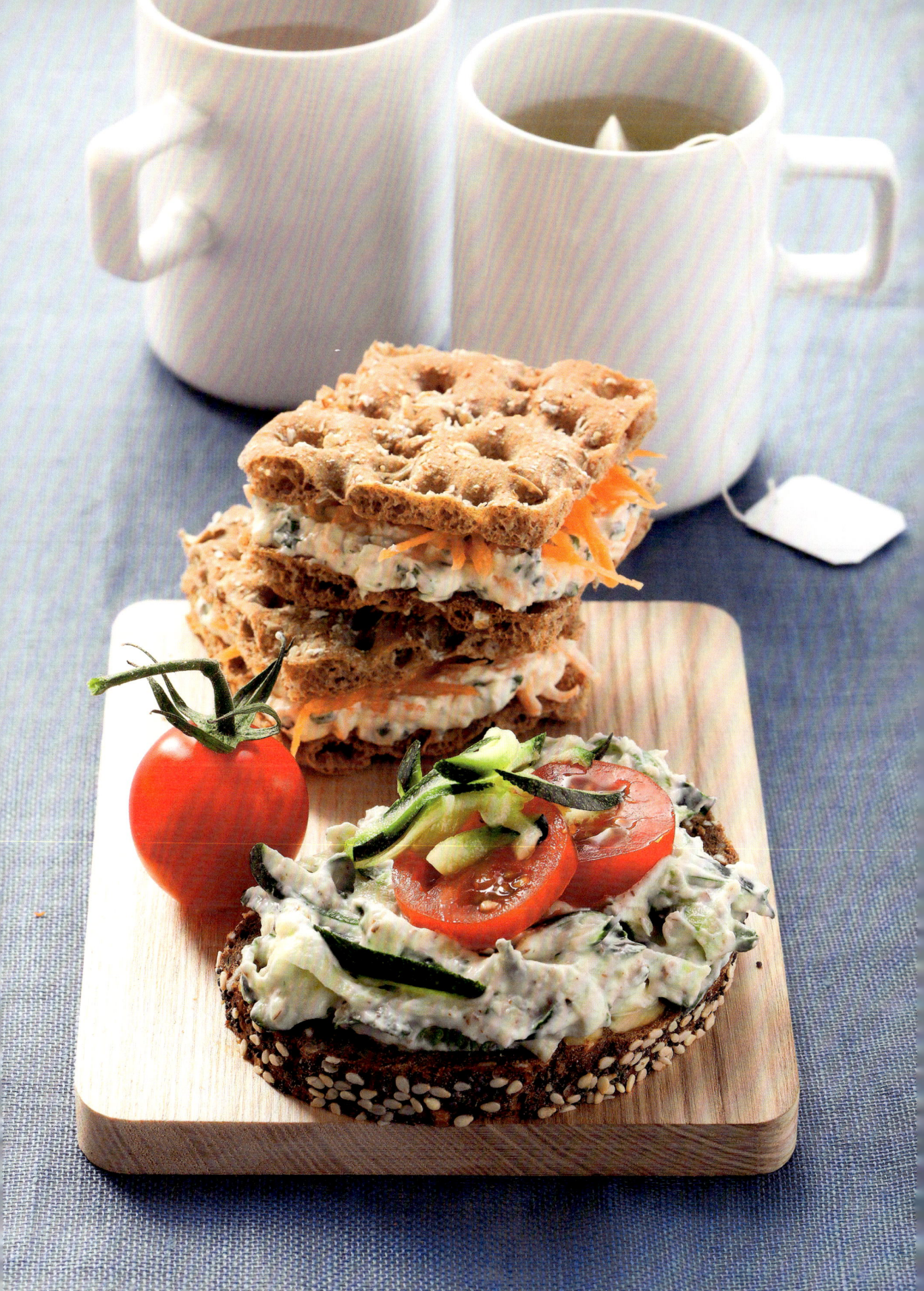

vegan — Frühstücksideen

ROTE-BETE-AUFSTRICH MIT TAHIN UND GOJIBEEREN

Die kleinen, roten, verschrumpelten Gojibeeren aus Fernost enthalten viele gesunde Inhaltsstoffe, aber auch häufig Pestizidrückstände – achten Sie auf Bioqualität!

Für 4 Personen — Zubereitung: 15 Minuten — Einweichen: etwa 15 Minuten
Schwierigkeitsgrad: leicht

2 EL getrocknete Gojibeeren
3 Rote Bete, gekocht und geschält
1 Knoblauchzehe
1 Zitrone
30 g Cashewnüsse
Salz, Pfeffer aus der Mühle
½ TL gemahlener Kreuzkümmel
2 EL Tahin (Sesampaste)

Nährwerte pro Portion: 154 kcal/647 kJ, 5,3 g EW, 8,9 g F, 10,8 g KH, 3,3 g Bst, 0 mg Chol, 0,9 BE

Die Gojibeeren 15 Minuten in lauwarmem Wasser einweichen. Die Roten Beten grob würfeln. Den Knoblauch abziehen und vierteln. Die Zitrone auspressen.

Die Gojibeeren abseihen und mit den Rote-Bete-Stücken, dem Knoblauch, 4 EL Zitronensaft und den Cashewnüssen im Mixer fein pürieren. Das Püree mit Salz, Pfeffer und Kreuzkümmel würzen und das Tahin unterrühren. Mit Zitronensaft, Salz und Pfeffer abschmecken.

Den Aufstrich in ein Glas oder eine Schale füllen und nach Belieben zu geröstetem Vollkornbrot (siehe Seite 30) oder Leinsamenbrötchen (siehe Seite 34) servieren.

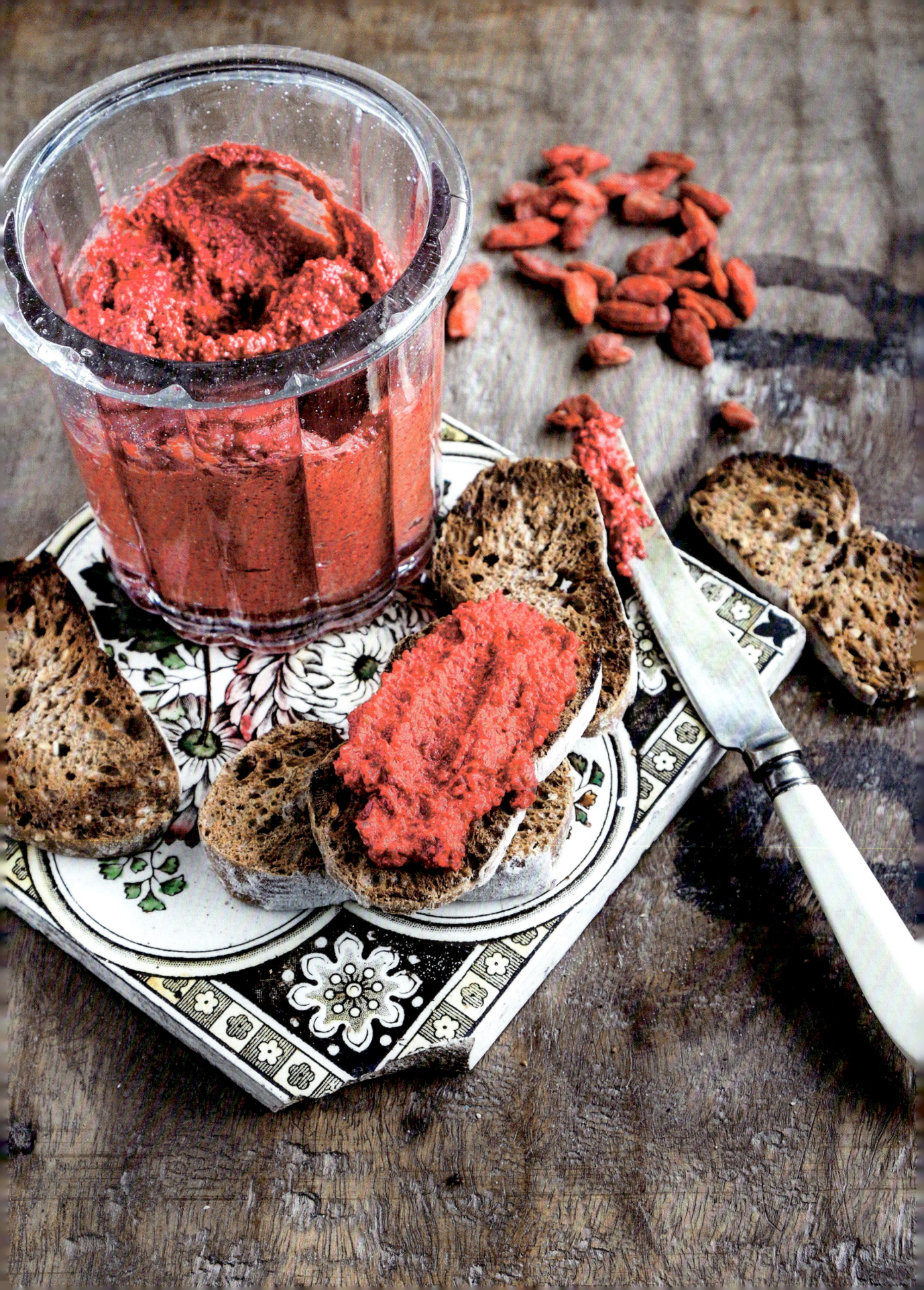

Frühstücksideen

NUSSMÜSLI MIT JOGHURT UND HIMBEEREN

Dieses Frühstück vereint alle wichtigen Nährstoffe, ist jedoch relativ gehaltvoll und sollte daher besonderen Anlässen vorbehalten sein.

Für 4 Personen — Zubereitung: 15 Minuten — Backen: etwa 50 Minuten
Schwierigkeitsgrad: leicht

Für das Müsli

200 g Hirseflocken

100 g Nüsse nach Geschmack (z.B. Cashewkerne, Haselnüsse, Mandeln, Walnüsse)

1 EL Reissirup

1 EL Walnussöl

20 g getrocknete Cranberrys

Für den Joghurt

150 g Himbeeren

400 g Naturjoghurt (1,5 % Fett)

Nährwerte pro Portion: 467 kcal/1960 kJ, 18,3 g EW, 19,4 g F, 50 g KH, 6,9 g Bst, 0,04 mg Chol, 4 BE

Den Backofen auf 120 °C (Umluft) vorheizen. Alle Zutaten für das Müsli mit Ausnahme der Cranberrys vermengen, auf einem Backblech mit Backpapier verteilen und im Ofen etwa 50 Minuten backen. Dabei öfter wenden. Die Müslimischung herausnehmen, abkühlen lassen und nach Belieben etwas zerbröckeln. Mit den Cranberrys mischen.

Für den Joghurt die Himbeeren waschen und trocken tupfen. Den Joghurt in Gläser verteilen, mit je 3–4 EL Müsli auffüllen und die Himbeeren darüber verteilen.

Tipps

Wer sein Müsli etwas dunkler geröstet haben möchte, erhöht die Backofentemperatur um 20–30 °C. Dabei öfter wenden bzw. kontrollieren und die Backzeit etwas verkürzen.

Das Nussmüsli lässt sich gut auf Vorrat zubereiten und in einem Glas mit Schraubverschluss aufbewahren.

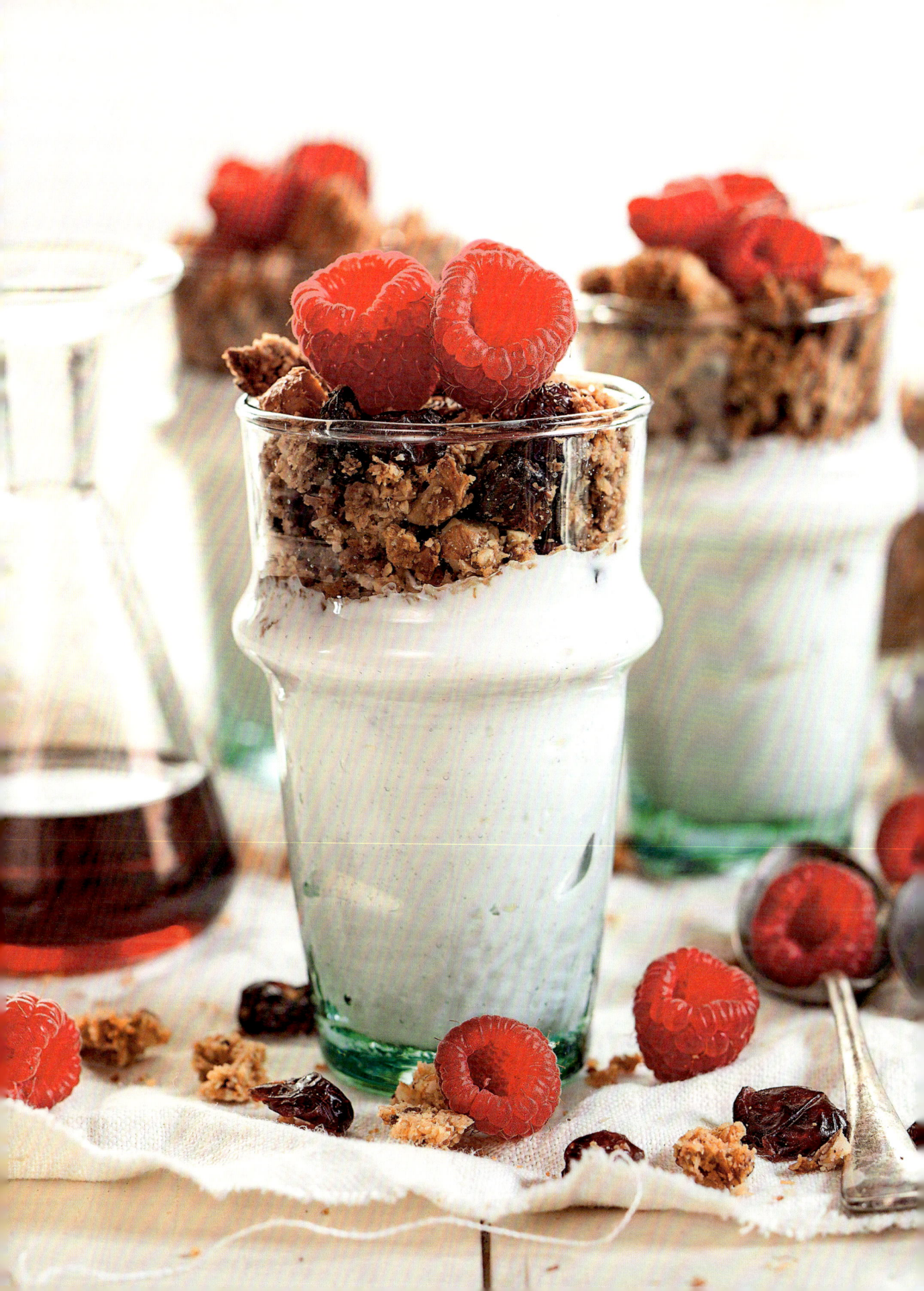

Frühstücksideen

GEPUFFTER AMARANT MIT NÜSSEN

Die Amarant-Kekse schmecken zum Morgenkaffee oder -tee genauso gut wie als Knabberei zwischendurch. Behalten Sie aber die Broteinheiten (0,5 BE pro Stück) im Blick!

Für etwa 30 Stück — Zubereitung: 15 Minuten — Schwierigkeitsgrad: leicht

100 g gepuffter Amarant
60 g Kürbiskerne
60 g Paranusskerne, gehackt
2 EL Ahornsirup
2 EL Kokosblütenzucker

Nährwerte pro Stück: 44 kcal/185 kJ, 1,5 g EW, 2,5 g F, 3,5 g KH, 0,3 g Bst, 0 mg Chol, 0,5 BE

Den Amarant mit den Kürbiskernen und den gehackten Nüssen vermengen. Den Sirup mit dem Kokosblütenzucker und 2 EL Wasser in einer Pfanne schmelzen und etwas andicken lassen. Die Amarantmischung einrühren. Die Masse esslöffelweise auf Backpapier setzen und erkalten lassen.

Tipp

Ahornsirup eignet sich gut zum Süßen. Er hat weniger Kalorien und auch einen niedrigeren Zuckergehalt als Honig oder weißer Haushaltszucker. Verwenden Sie eine Sorte nach Ihrem Geschmack: Heller Ahornsirup schmeckt mild, dunkler würzig.

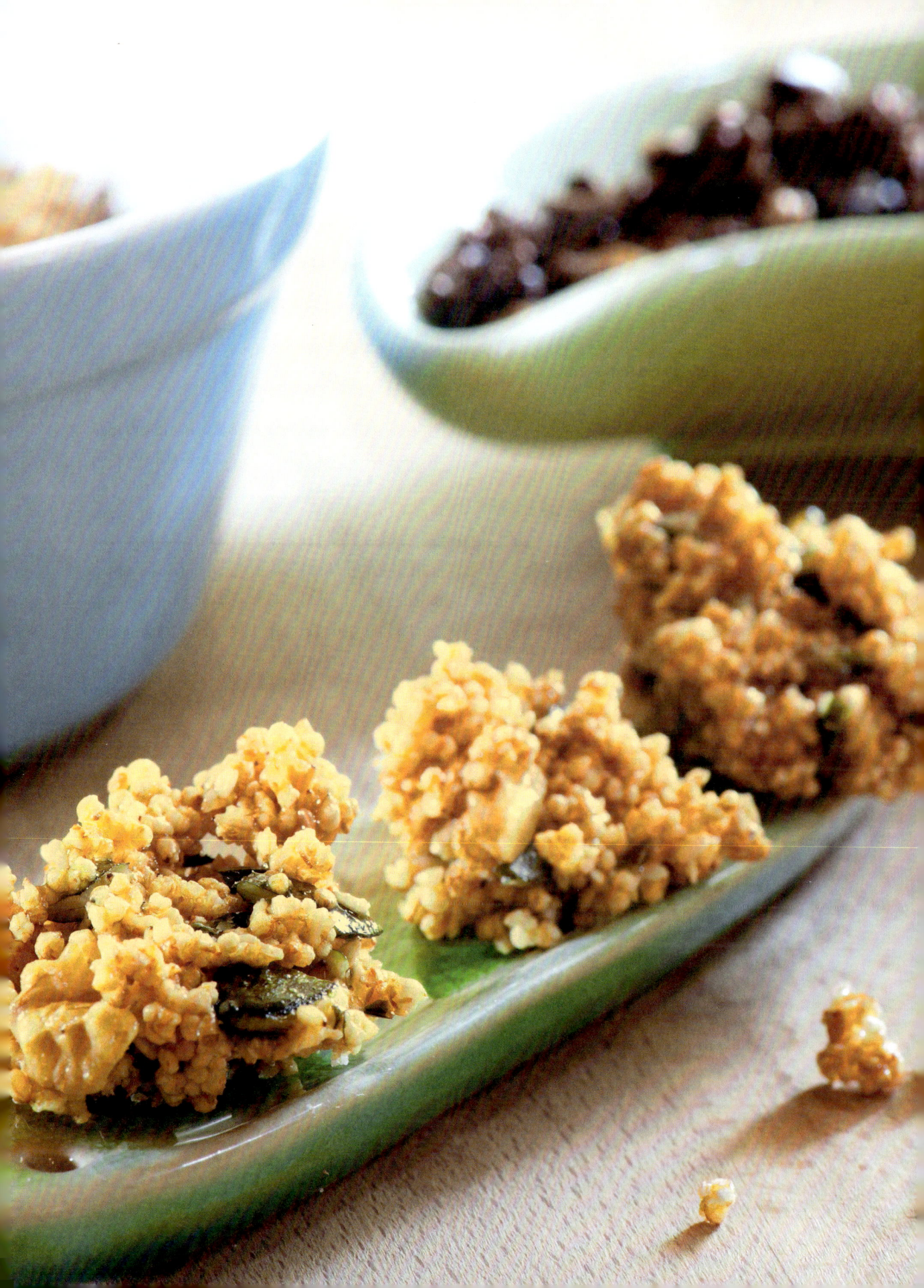

Frühstücksideen

SOJAJOGHURT MIT FRUCHTSALAT

Immer wieder köstlich und dazu noch so vielseitig: Kombinieren Sie Ihren Joghurt nach Herzenslust mit frischen Früchten der Saison.

Für 4 Personen — Zubereitung: 15 Minuten — Schwierigkeitsgrad: leicht

2 Birnen (250 g)
Saft von ½ Zitrone
150 g kernlose grüne Weintrauben
100 g Heidelbeeren
100 g Brombeeren
500 g Sojajoghurt
4 TL Leinsamen

Nährwerte pro Portion: 191 kcal/802 kJ, 7,4 g EW, 5,2 g F, 26 g KH, 4,3 g Bst, 0 mg Chol, 2 BE

Die Birnen waschen, trocknen, vierteln, das Kerngehäuse herausschneiden und die Viertel klein würfeln. Mit dem Zitronensaft in einer Schüssel mischen. Die Trauben waschen, trocknen und halbieren. Die Heidelbeeren und die Brombeeren abbrausen, trocken tupfen und mit den Trauben unter die Birnen mischen. Den Obstsalat in Gläser verteilen und den Joghurt darauf verteilen. Mit je 1 TL Leinsamen bestreuen und servieren.

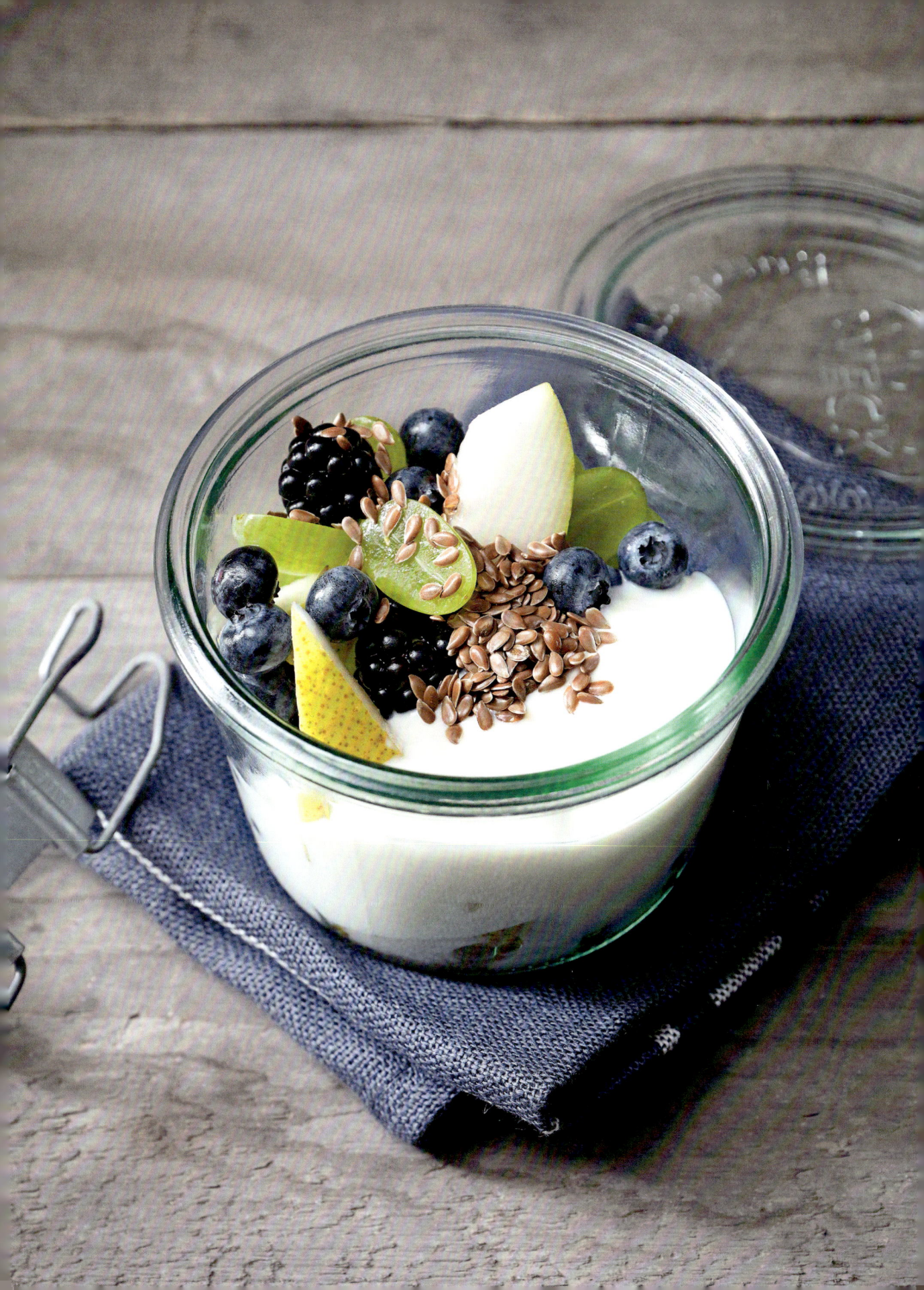

RINDFLEISCHSUPPE

Eine wärmende, sättigende Suppe mit magerem Fleisch und reichlich frischem Gemüse – ideal für die kalte Jahreszeit. Auch die Figur profitiert davon.

Für 4 Personen — Zubereitung: 20 Minuten — Garen: etwa 1 Stunde 50 Minuten
Schwierigkeitsgrad: leicht

800 g Rindfleisch (z.B. aus der Schulter)
1 Zwiebel
2 Lorbeerblätter
½ TL Pfefferkörner
3 Gewürznelken
Salz, Pfeffer aus der Mühle
150 g Karotten
150 g Kohlrabi
150 g Knollensellerie
1 Stange Lauch
2 EL frisch gehackte Petersilie

Nährwerte pro Portion: 281 kcal/1150 kJ, 43,1 g EW, 8,7 g F, 5,3 g KH, 3,6 g Bst, 140 mg Chol, 0 BE

Das Fleisch in einen Topf geben, mit kaltem Wasser aufgießen und einmal aufkochen lassen. Den entstandenen Schaum abschöpfen. Die Zwiebel abziehen, halbieren und zum Fleisch geben. Die Lorbeerblätter, die Pfefferkörner und Nelken hinzufügen und alles etwa 1 ½ Stunden leise köcheln lassen.

Das Fleisch herausnehmen und die Brühe durch ein feines Sieb in einen anderen Topf gießen. Mit Salz und Pfeffer würzen. Die Karotten, den Kohlrabi und den Sellerie waschen, schälen, putzen und klein würfeln. Den Lauch putzen, längs einschneiden, abbrausen und in schmale Ringe schneiden. Das Gemüse in die Fleischbrühe geben und 15–20 Minuten köcheln lassen.

Das Fleisch in kleine Stücke schneiden und 5 Minuten in der Brühe warm werden lassen. Abschmecken und dann auf die Suppenteller verteilen. Mit der Petersilie bestreuen und nach Belieben mit frischem Dinkelvollkornbrot servieren.

Hinweis

Dieses Gericht liefert keine blutzuckerrelevanten Kohlenhydrate. Insulinpflichtige Diabetiker sollten eine kohlenhydrathaltige Beilage dazu essen, z.B. eine Scheibe Vollkornbrot, oder die Suppe (halbe Portion) als Vorspeise zu einer kohlenhydrathaltigen Hauptmahlzeit genießen.

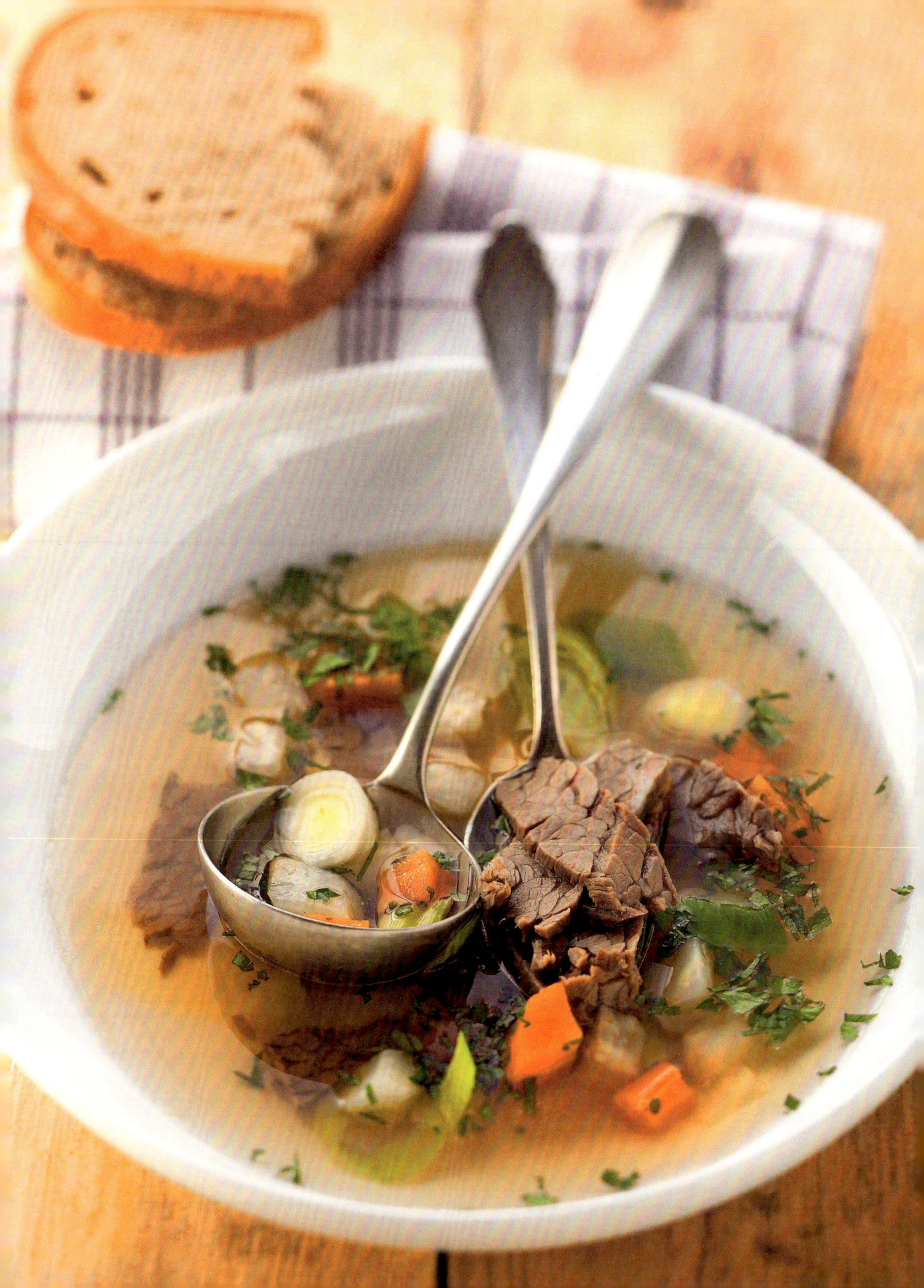

vegan — *Suppen*

KÜRBIS-KOKOS-SUPPE MIT SAFRAN

Herzhaft und mit einem Hauch Exotik präsentiert sich diese Suppe. Verfeinern Sie sie nach Belieben mit ein paar gerösteten Croûtons aus Vollkornbrot.

Für 4 Personen — Zubereitung: 15 Minuten — Garen: etwa 25 Minuten
Schwierigkeitsgrad: leicht

1 Knoblauchzehe

2 Schalotten

400 g Muskatkürbis-Fruchtfleisch

2 EL Olivenöl

2 g Safranfäden

500 ml Gemüsebrühe

200 ml Kokosmilch

Salz

frisch geriebene Muskatnuss

Chilifäden zum Garnieren

Nährwerte pro Portion: 229 kcal/955 kJ, 2,5 g EW, 21,1 g F, 6,9 g KH, 1,3 g Bst, 0,08 mg Chol, 0 BE

Den Knoblauch und die Schalotten abziehen und würfeln. Den Kürbis waschen und klein schneiden. Das Olivenöl in einem Topf erhitzen, den Knoblauch und die Schalotten darin anschwitzen. Den Safran und den Kürbis dazugeben, mit der Brühe und 200 ml Wasser ablöschen. Zugedeckt bei niedriger Temperatur etwa 20 Minuten köcheln lassen, bis der Kürbis weich ist. Den Inhalt des Topfes mit dem Stabmixer pürieren, die Kokosmilch einrühren und aufkochen. Die Suppe mit Salz und Muskat abschmecken, in Schälchen anrichten und mit Chilifäden garnieren.

Hinweis

Dieses Gericht liefert keine blutzuckerrelevanten Kohlenhydrate. Insulinpflichtige Diabetiker sollten eine kohlenhydrathaltige Beilage dazu essen, z.B. eine Scheibe Vollkornbrot oder -croûtons, oder die Suppe (halbe Portion) als Vorspeise zu einer kohlenhydrathaltigen Hauptmahlzeit genießen.

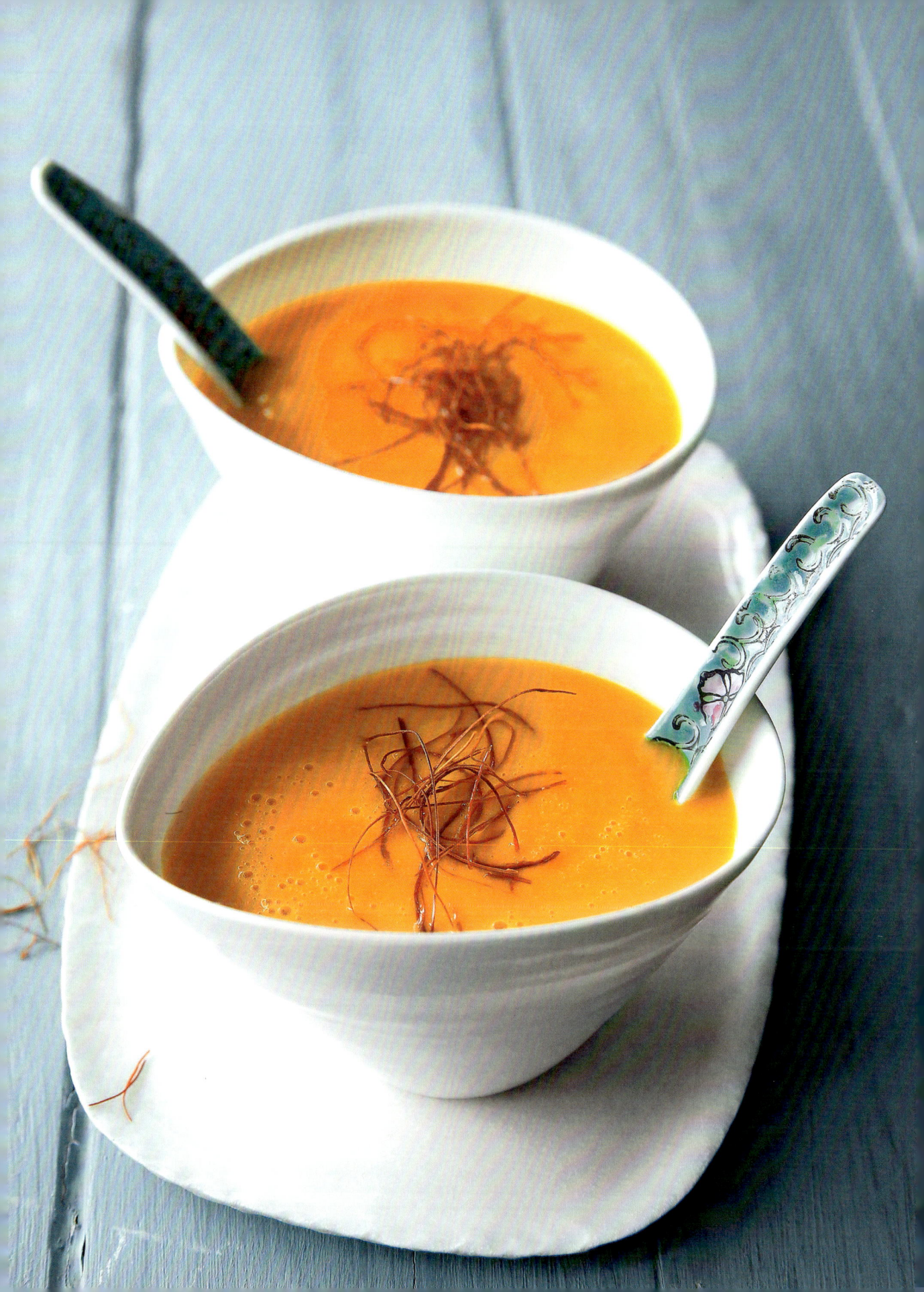

KAROTTENSUPPE MIT SAUERRAHMHERZ UND KRESSE

Eine nährstoffreiche Suppe, die als Vorspeise oder Imbiss schmeckt, aber mit einer Scheibe Vollkornbrot oder -toast auch schnell zu einem leichten Hauptgericht wird.

Für 4 Personen — Zubereitung: 20 Minuten — Garen: etwa 35 Minuten
Schwierigkeitsgrad: leicht

1 Zwiebel

1 Knoblauchzehe

100 g mehligkochende Kartoffeln

100 g Knollensellerie

500 g Karotten

2 EL Distelöl

etwa 600 ml Gemüsebrühe

Salz, Pfeffer aus Mühle

1–2 TL Zitronensaft

etwa 80 g saure Sahne

Gartenkresse zum Garnieren

Nährwerte pro Portion: 198 kcal/822 kJ, 3,0 g EW, 12,6 g F, 14,7 g KH, 5,9 g Bst, 0 mg Chol, 0,5 BE

Die Zwiebel und den Knoblauch abziehen, die Kartoffeln, den Sellerie und die Karotten schälen bzw. putzen. Alles grob zerkleinern. Das Öl in einem Topf erhitzen und das Gemüse darin 2–3 Minuten anschwitzen. Mit der Brühe und 200 ml Wasser aufgießen. Salzen, pfeffern und etwa 25 Minuten köcheln lassen, bis das Gemüse weich ist. Dann mit dem Stabmixer fein pürieren und nach Belieben noch etwas Brühe ergänzen und ein wenig einkochen lassen.

Die Suppe mit Salz, Pfeffer und Zitronensaft abschmecken und auf Suppenteller verteilen. Die saure Sahne glatt rühren, in einen Spritzbeutel mit kleiner runder Öffnung geben und je ein Herz auf die Suppen auftragen. Mit Kresse bestreut servieren.

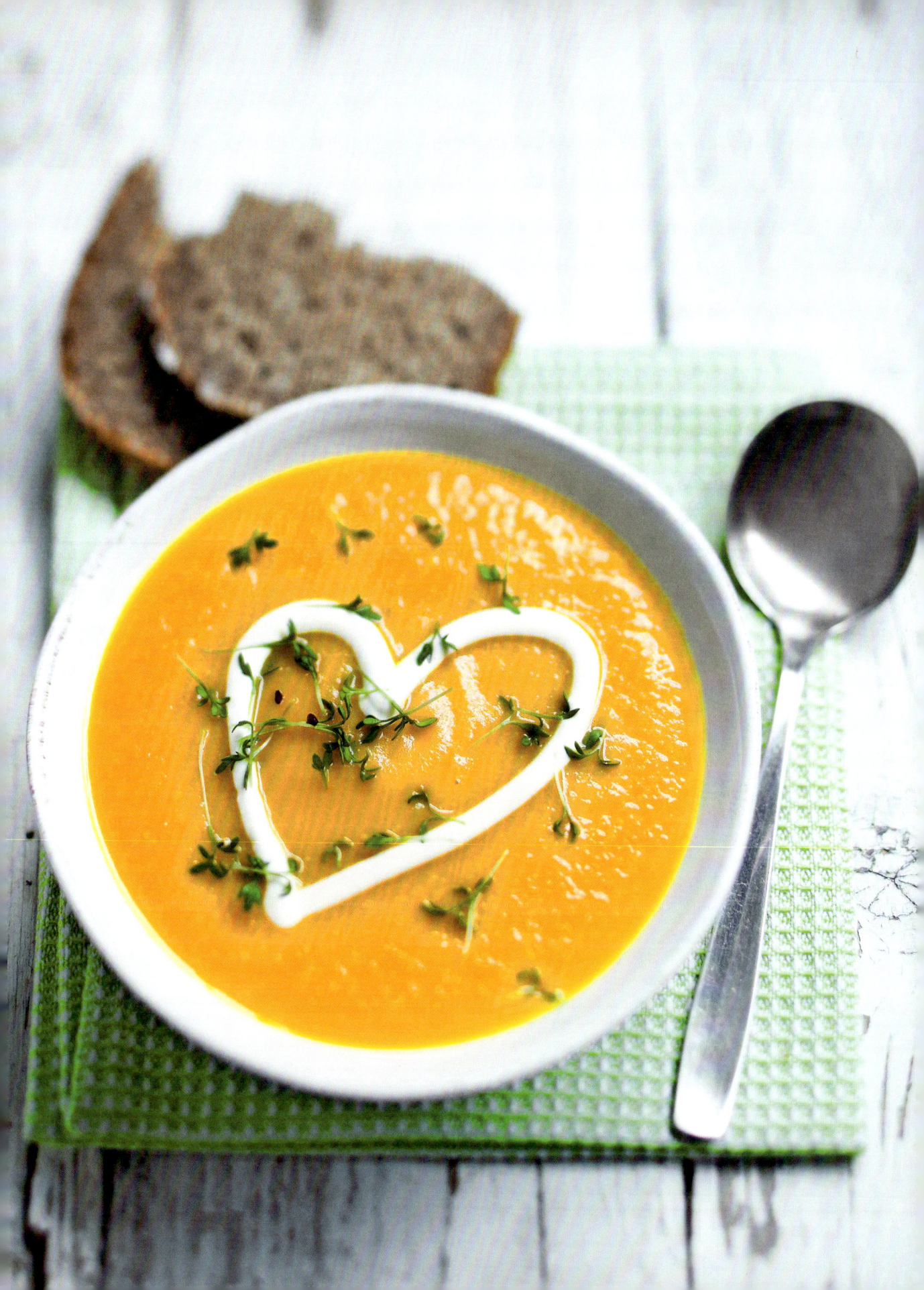

vegan

Suppen

MARONEN-PILZ-SUPPE MIT HASELNÜSSEN

Idealerweise sammeln Sie die Maronenröhrlinge – Pilzkenntnisse vorausgesetzt – selbst im Wald. So kombinieren Sie maximales Aroma mit Bewegung an der frischen Luft.

**Für 4 Personen — Zubereitung: 15 Minuten — Garen: etwa 30 Minuten
Schwierigkeitsgrad: leicht**

400 g Maronenröhrlinge
200 g Maronen, vorgekocht
150 g Knollensellerie
1 Petersilienwurzel
1 Zwiebel
1 Knoblauchzehe
2 EL Distelöl
etwa 1 l Gemüsebrühe
Salz, Pfeffer aus der Mühle
50 g Haselnüsse
1 Handvoll Sprossen

Nährwerte pro Portion: 360 kcal/1493 kJ, 10 g EW, 21,3 g F, 24,7 g KH, 13,8 g Bst, 0 mg Chol, 2 BE

Die Pilze putzen und in Stücke schneiden. Die Hälfte der Maronen klein würfeln, die andere Hälfte halbieren und beiseitelegen. Den Sellerie und die Petersilienwurzel schälen und würfeln. Die Zwiebel und den Knoblauch abziehen und grob hacken, dann beides zusammen mit den Maronenwürfeln in einem Topf im heißen Öl glasig anschwitzen. Die Sellerie- und Petersilienwurzelstücke hinzufügen und leicht goldbraun braten. Die Pilze kurz mitbraten, dann die Brühe angießen und aufkochen lassen. Mit Salz und Pfeffer würzen und das Gemüse etwa 20 Minuten leise köcheln lassen.

Inzwischen die Haselnüsse schälen und grob hacken. Die Sprossen abbrausen und gut abtropfen lassen. Die Suppe mit dem Stabmixer pürieren, je nach Bedarf noch ein wenig einköcheln lassen oder Brühe ergänzen. Abschmecken und auf Teller verteilen. Die halbierten Kastanien in einer beschichteten Pfanne ohne Fettzugabe leicht anrösten, erhitzen und mit den Haselnüssen und Sprossen auf die Suppe geben, dann servieren.

Tipp

Wenn keine Maronenröhrlinge erhältlich sind, passen auch Steinpilze oder braune Champignons gut.

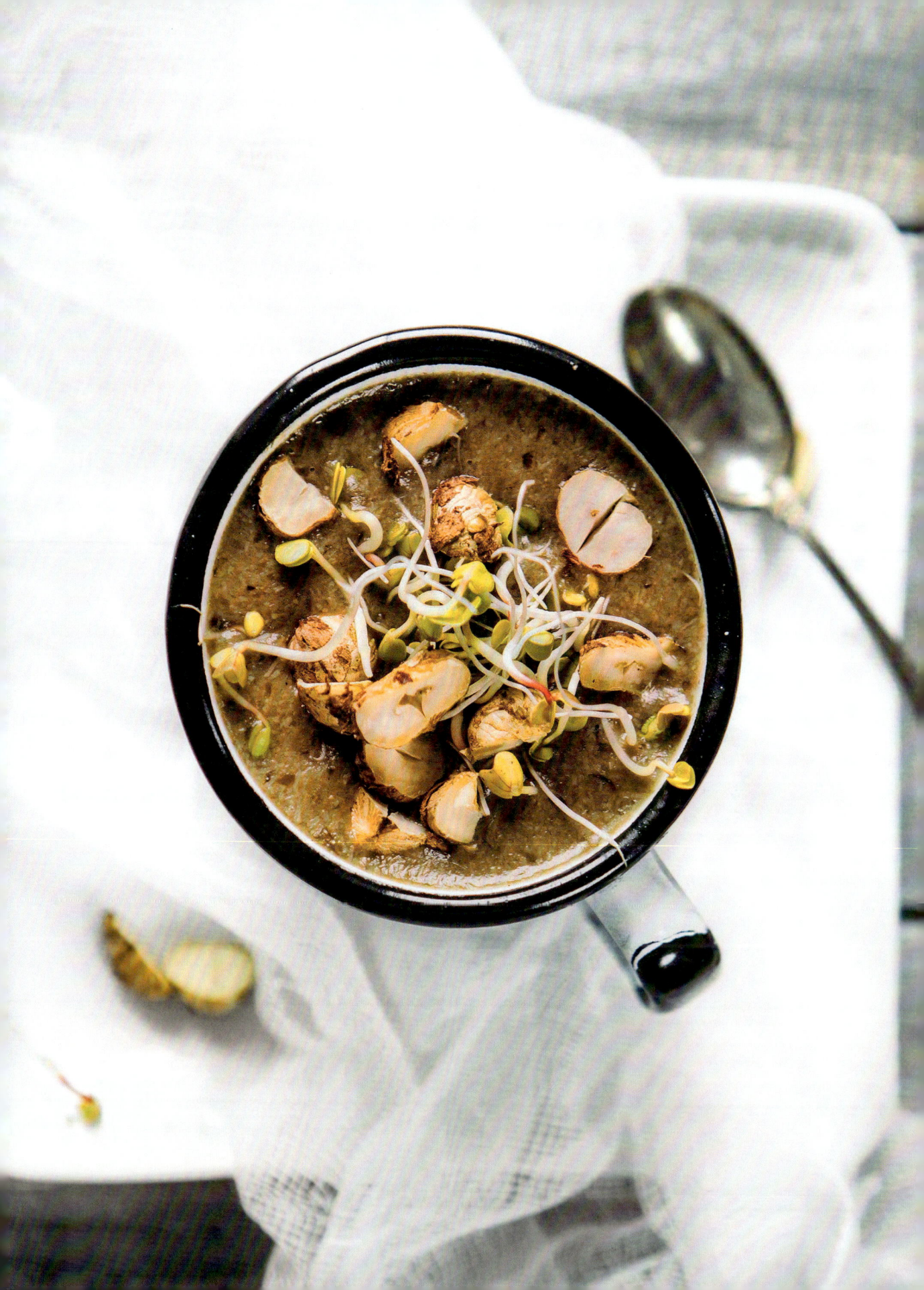

vegan — *Suppen*

BOHNENCREMESUPPE MIT KNUSPRIGEN AMARANT-POPS

Diese Suppe ist so nahrhaft und sättigend, dass sie als Hauptgericht gilt. Die leicht nussig schmeckenden Amarant-Pops verleihen ihr Biss.

Für 4 Personen — Zubereitung: 15 Minuten — Garen: etwa 15 Minuten
Schwierigkeitsgrad: leicht

1 Zwiebel
2 Knoblauchzehen
150 g Knollensellerie
2 EL Olivenöl
1 l Gemüsebrühe
600 g weiße Bohnen aus der Dose
100 ml Sojacreme
Salz, Pfeffer aus der Mühle
Saft von ½ Limette
3 EL gepuffter Amarant
frischer Oregano zum Garnieren

Nährwerte pro Portion: 497 kcal/2085 kJ, 35,8 g EW, 17,4 g F, 65 g KH, 38,2 g Bst, 0,15 mg Chol, 5 BE

Die Zwiebel und den Knoblauch abziehen, den Sellerie putzen und schälen. Alles klein würfeln. Das Olivenöl in einem Topf erhitzen, die Zwiebel, den Knoblauch und den Sellerie darin glasig anschwitzen. Mit der Brühe ablöschen. Die weißen Bohnen in einem Sieb abtropfen lassen und in die Suppe geben. Etwa 10 Minuten kochen lassen, dann mit einem Stabmixer pürieren. Die Sojacreme einrühren, mit Salz, Pfeffer und Limettensaft abschmecken.

Die Suppe in tiefen Tellern anrichten, mit den Amarant-Pops bestreuen und mit frischem Oregano garnieren.

Tipp

Wer die Bohnen frisch kochen möchte, kann auch 250 g weiße Bohnen am Vortag einweichen. Am nächsten Tag in frischem Wasser etwa 1 Stunde (oder je nach Sorte und Packungsanweisung) gar kochen.

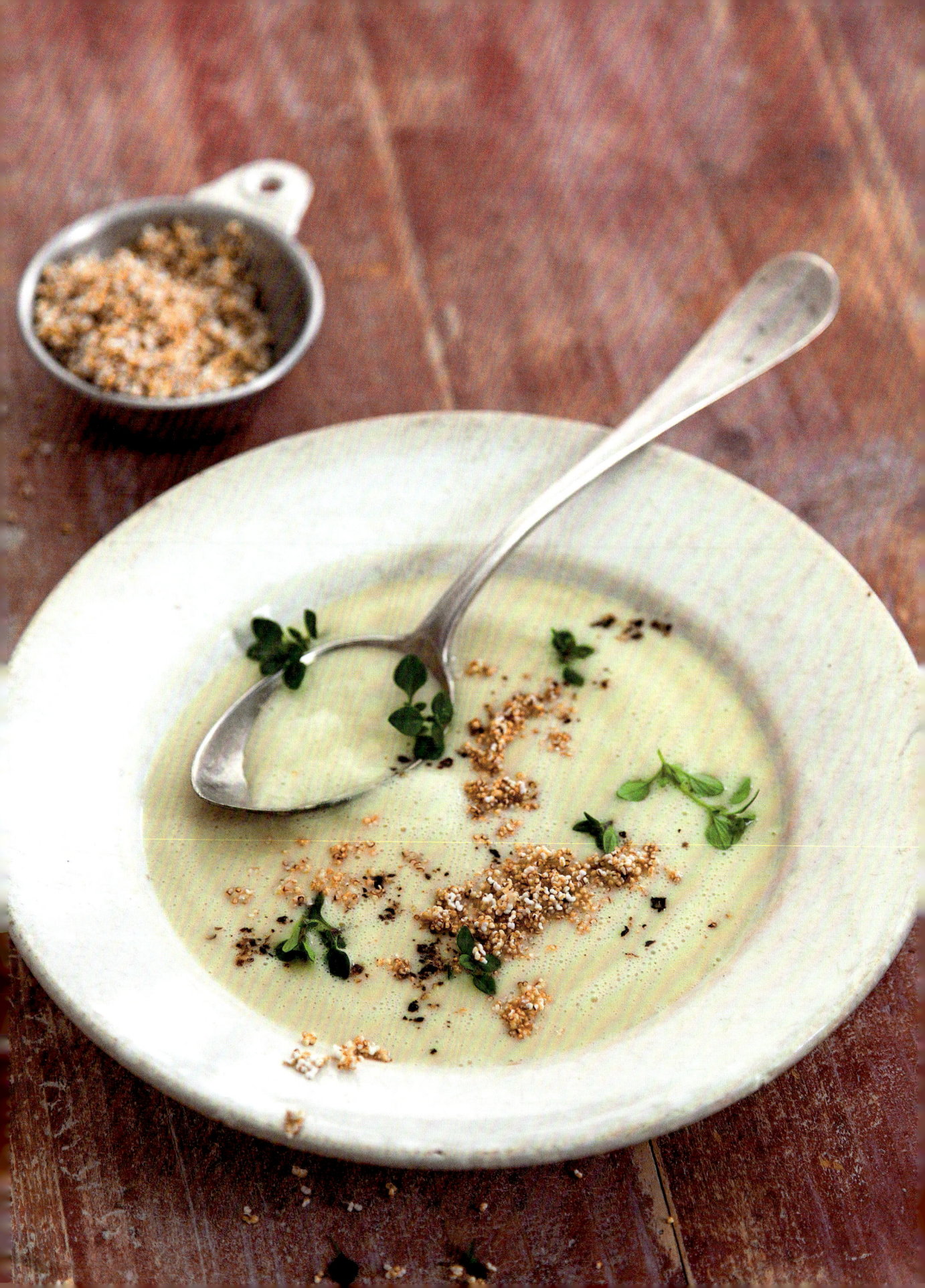

Salate

BLATTSALAT MIT ZIEGENKÄSE UND HIMBEEREN

Der fruchtig-pikante Salat schmeckt mit frischem Vollkornbrot oder den Leinsamenbrötchen von Seite 34 als leichtes sommerliches Mittagessen oder zum Abendbrot.

Für 4 Personen — Zubereitung: 25 Minuten — Schwierigkeitsgrad: leicht

40 g Pinienkerne
250 g gemischter Blattsalat (z.B. Radicchio, Rucola, Lollo bionda)
1 Avocado
3–4 Stängel Dill
200 g Himbeeren
2–3 EL weißer Balsamicoessig
4 EL Olivenöl
Salz, Pfeffer aus der Mühle
450 g Ziegenfrischkäse (Rolle)

Die Pinienkerne in einer beschichteten Pfanne ohne Fettzugabe anrösten, anschließend beiseitestellen. Den Salat waschen, putzen, trocken schleudern und kleiner zupfen. Die Avocado halbieren, den Kern entfernen, das Fruchtfleisch aus der Schale heben und in Spalten schneiden. Den Dill abbrausen, trocken schütteln und die Spitzen abzupfen.

Die Himbeeren verlesen und die Hälfte davon beiseitelegen. Die übrigen Himbeeren in einer Schüssel mit einer Gabel zerdrücken. Mit dem Essig, 1–2 EL Wasser, dem Öl, Salz und Pfeffer verrühren und abschmecken.

Den Ziegenkäse in Scheiben schneiden und zusammen mit dem Blattsalat, der Avocado und dem Dill auf Tellern anrichten. Die Pinienkerne auf dem Ziegenkäse verteilen. Den Salat mit dem Dressing beträufeln und mit den restlichen Himbeeren garniert servieren.

Nährwerte pro Portion: 386 kcal/1616 kJ, 12,2 g EW, 29,7 g F, 14,7 g KH, 5,2 g Bst, 0,15 mg Chol, 1 BE

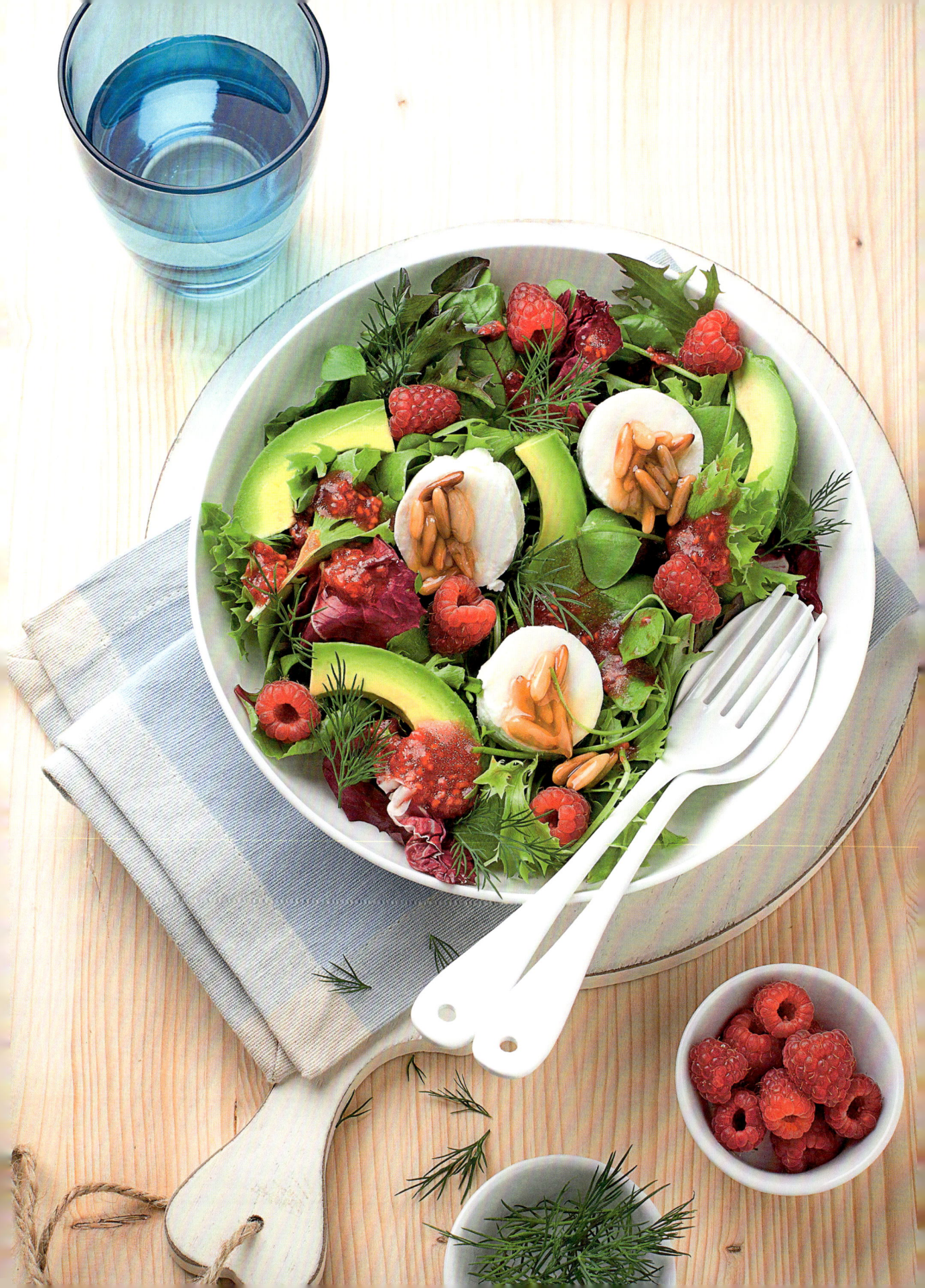

ROTKOHLSALAT MIT TOPINAMBUR-CHIPS

Topinambur ist eine süßliche Alternative zur Kartoffel. Die Knolle enthält Inulin, eine Stärke- bzw. Ballaststoffart, die den Blutzuckerspiegel kaum beeinflusst.

Für 4 Personen — Zubereitung: 35 Minuten — Marinieren: etwa 30 Minuten
Braten: etwa 5 Minuten — Schwierigkeitsgrad: leicht

500 g Rotkohl
2 Orangen
150 g saure Sahne
1 EL Weizenkeimöl
2 EL Apfelessig
Salz, Pfeffer aus der Mühle
gemahlener Kümmel
2–3 EL Sonnenblumenkerne
etwa 120 g Topinambur
Distelöl zum Braten
1 Handvoll Rote-Bete-Sprossen

Nährwerte pro Portion: 189 kcal/791 kJ, 5,9 g EW, 12,9 g F, 8,6 g KH, 6,9 g Bst, 0,11 mg Chol, 0,5 BE

Vom Rotkohl die äußeren Blätter entfernen und den Strunk herausschneiden. Den Kohl fein raspeln und in eine Schüssel geben. Die Orangen rundherum mit einem scharfen Messer schälen. Dann das Fruchtfleisch zwischen den Trennhäuten herausschneiden und zum Rotkohl geben, den Saft aus den verbleibenden Häuten in eine kleine Schüssel ausdrücken. Die saure Sahne mit dem Orangensaft, dem Rapsöl, dem Essig, Salz, Pfeffer und Kümmel verrühren. Das Dressing mit dem Rotkohlsalat vermengen und mindestens 30 Minuten durchziehen lassen.

Währenddessen die Sonnenblumenkerne in einer beschichteten Pfanne ohne Fettzugabe anrösten, bis sie duften. Herausnehmen und auskühlen lassen. Den Topinambur waschen und sauber bürsten. In feine Scheiben hobeln und in einer beschichteten Pfanne mit wenig Distelöl unter Wenden goldbraun braten. Auf Küchenpapier abtropfen lassen und leicht salzen.

Den Salat nochmals abschmecken und auf Teller verteilen. Mit den Sonnenblumenkernen und den Rote-Bete-Sprossen garnieren und mit den Topinambur-Chips bestreut servieren.

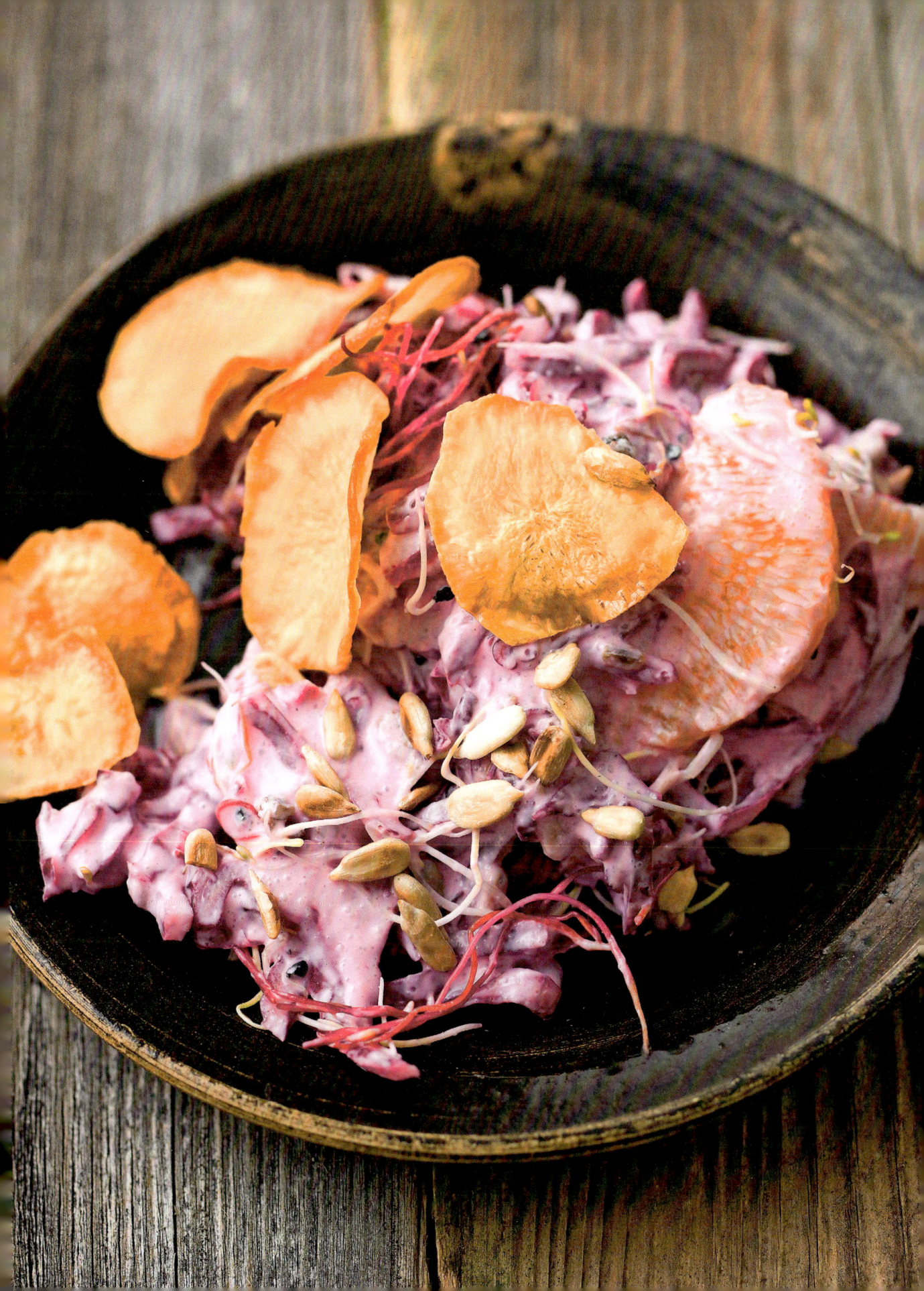

vegan — *Salate*

FENCHELFRISCHKOST MIT BIRNEN UND GERÖSTETEN MANDELN

Das Traubenkernöl in diesem Salat punktet mit hochwertigen ungesättigten Fettsäuren und einem hohen Gehalt an Vitamin E, das vor freien Radikalen schützt.

Für 4 Personen — Zubereitung: 25 Minuten — Schwierigkeitsgrad: leicht

40 g Mandeln (mit Haut), in Scheiben geschnitten
600 g Fenchel
2 Birnen
2 EL Zitronensaft
2 EL weißer Balsamicoessig
2 EL Traubenkernöl
2 EL Olivenöl
Salz, Pfeffer aus der Mühle
60 g schwarze Oliven, entsteint
frischer Estragon zum Garnieren

Nährwerte pro Portion: 273 kcal/1142 kJ, 6,2 g EW, 22,3 g F, 7,8 g KH, 8,4 g Bst, 0,15 mg Chol, 0 BE

Die Mandeln in einer beschichteten Pfanne ohne Fettzugabe kurz anrösten, dann herausnehmen und beiseitestellen. Den Fenchel waschen, trocknen, halbieren, bei Bedarf den harten Strunk herausschneiden und die Knollen in dünne Scheiben hobeln. Das Fenchelgrün zum Garnieren beiseitelegen. Die Birnen waschen, trocknen, vierteln und das Kerngehäuse entfernen. Das Fruchtfleisch in dünne Spalten schneiden und mit dem Zitronensaft beträufeln.

Den Essig mit beiden Ölen, Salz und Pfeffer verrühren und abschmecken. Den Fenchel mit den Birnenspalten auf Tellern anrichten und mit der Vinaigrette beträufeln. Mit den Mandeln bestreuen, die Oliven darüber verteilen und mit Estragon sowie Fenchelgrün garniert servieren.

Hinweis

Dieses Gericht liefert keine blutzuckerrelevanten Kohlenhydrate. Insulinpflichtige Diabetiker sollten eine kohlenhydrathaltige Beilage dazu essen, z.B. eine Scheibe Vollkornbrot, oder die Rohkost (halbe Portion) als Vorspeise zu einer kohlenhydrathaltigen Hauptmahlzeit genießen.

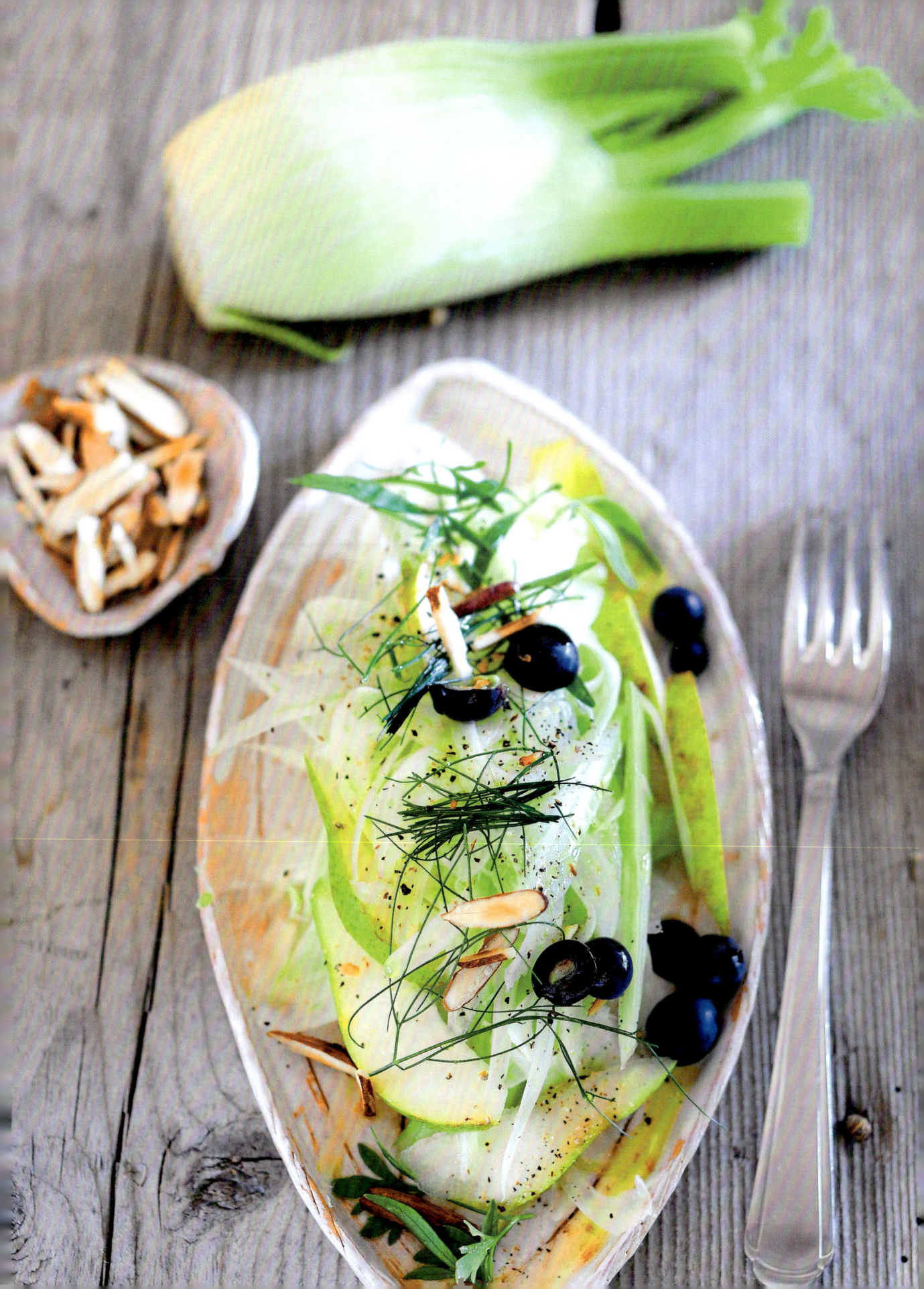

vegan — *Salate*

SÜSS-SAURER SALAT MIT STECKRÜBEN UND ROTER BETE

Steckrüben fristen, als Kriegsnahrung verpönt, immer noch ein Schattendasein. Schade, denn das wohlschmeckende Wintergemüse ist sehr gesund und kalorienarm.

Für 4 Personen — Zubereitung: 25 Minuten — Garen: etwa 15 Minuten
Schwierigkeitsgrad: leicht

250 g Rote Bete
Salz
4 EL Rotweinessig
250 g Steckrüben
2 Orangen
1 Handvoll Babymangold
1 Radicchio
50 g Pinienkerne
4 EL Walnussöl
Pfeffer aus der Mühle
1 Handvoll Rotkohlsprossen

Nährwerte pro Portion: 269 kcal/1127 kJ, 5,2 g EW, 21,5 g F, 10,9 g KH, 4,4 g Bst, 0,15 mg Chol, 0,5 BE

Die Roten Beten schälen (siehe Tipp) und in Spalten schneiden. In kochendem Salzwasser mit 2 EL Rotweinessig 10–15 Minuten garen, bis sie weich sind. Währenddessen die Steckrüben schälen, ebenfalls in Spalten schneiden und in einem weiteren Topf mit Salzwasser in 10–15 Minuten gar kochen. Die Roten Beten und die Steckrüben separat abseihen, abtropfen und abkühlen lassen.

Die Orangen mit einem Messer schälen und die Orangenfilets zwischen den Trennhäutchen herausschneiden. Den Mangold waschen und trocken schleudern. Den Radicchio putzen, waschen, trocken schleudern und klein zupfen. Die Pinienkerne in einer beschichteten Pfanne ohne Fettzugabe rösten, dann herausnehmen. Alles beiseitestellen.

Die Rote-Bete-Spalten mit dem restlichen Rotweinessig und dem Walnussöl vermengen. Mit Salz abschmecken. Alle vorbereiteten Zutaten mischen, pfeffern und in tiefen Tellern anrichten. Mit den Rotkohlsprossen garnieren.

Tipp

Rote Beten färben sehr intensiv und machen weder vor der Kleidung noch den Händen halt: Tragen Sie beim Schälen vorsichtshalber Gummihandschuhe.

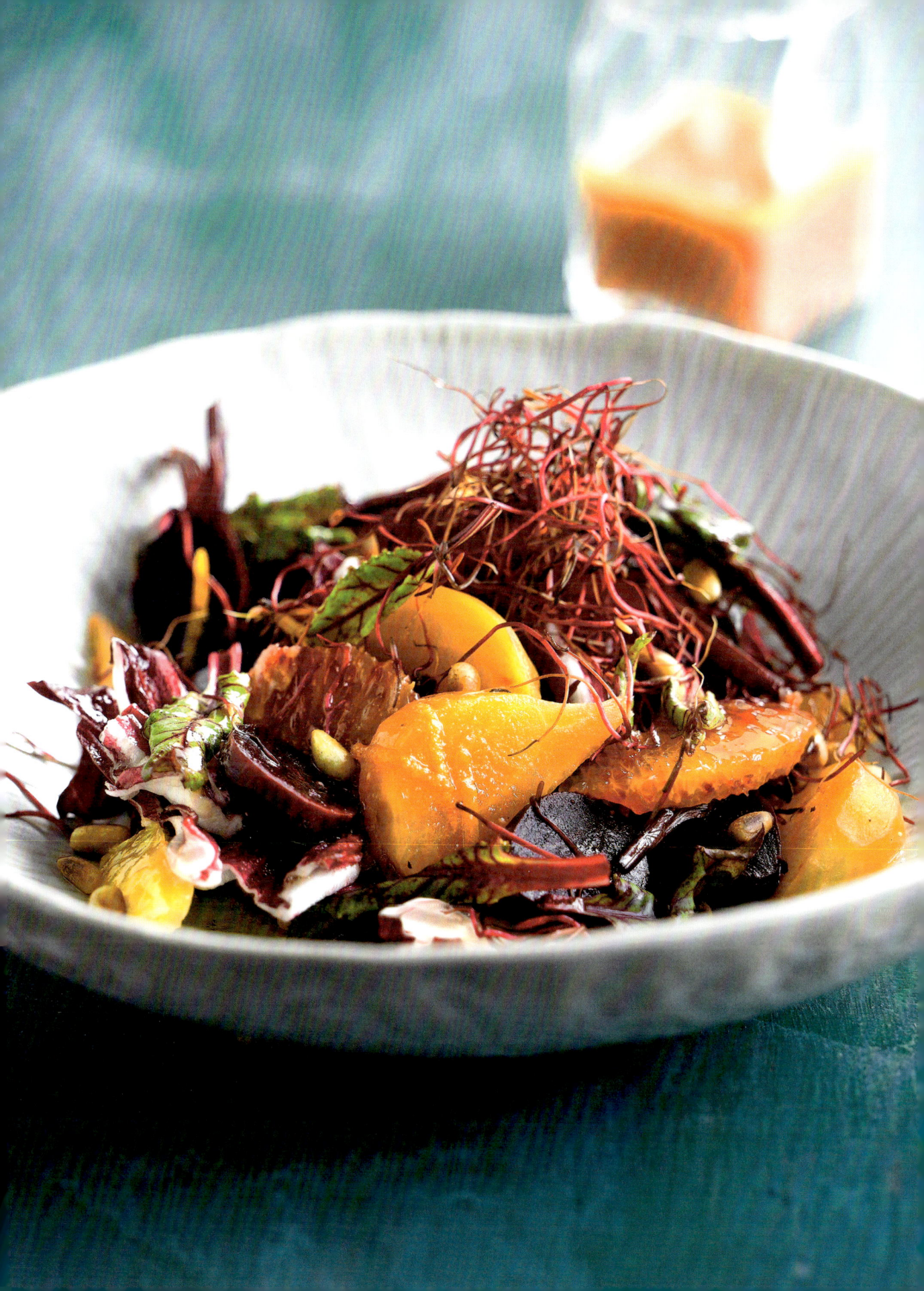

vegan

BROKKOLISALAT MIT KICHERERBSEN UND GRANATAPFEL

Der Granatapfel will erobert werden. Es erfordert etwas Geschick, die Kerne herauszulösen, doch ihr wunderbares süß-säuerliches Aroma ist die Mühe wert.

Für 4 Personen — Zubereitung: 20 Minuten — Schwierigkeitsgrad: leicht

300 g Brokkoli
1 TL Senf
3 EL Sherryessig
30 ml Walnussöl
30 ml Traubenkernöl
Salz, Pfeffer aus der Mühle
1 Dose Kichererbsen (400 ml)
1 Granatapfel
150 g würziger Salatmix
50 g Walnusskerne
dunkle Daikonkresse zum Garnieren

Nährwerte pro Portion: 382 kcal/1598 kJ, 12,4 g EW, 26,1 g F, 20,9 g KH, 7,2 g Bst, 0,15 mg Chol, 2 BE

Den Brokkoli waschen, trocknen und auf der groben Seite einer Küchenreibe raspeln. In einer Schüssel beiseitestellen.

In einer kleinen Schüssel den Senf mit dem Sherryessig verrühren. Die Öle einlaufen lassen und zu einer Vinaigrette verschlagen. Mit Salz und Pfeffer abschmecken. Die Kichererbsen in ein Sieb geben, abbrausen, abtropfen lassen und ins Dressing geben.

Den Granatapfel halbieren und die Kerne ausbrechen. Den Salatmix waschen und trocken schleudern. Den Salat auf Tellern anrichten und die Kichererbsen mit dem Dressing darüber verteilen. Mit den Granatapfelkernen bestreuen und mit dem geraspelten Brokkoli krönen. Die Walnüsse grob hacken und darüberstreuen. Mit der Daikonkresse garnieren.

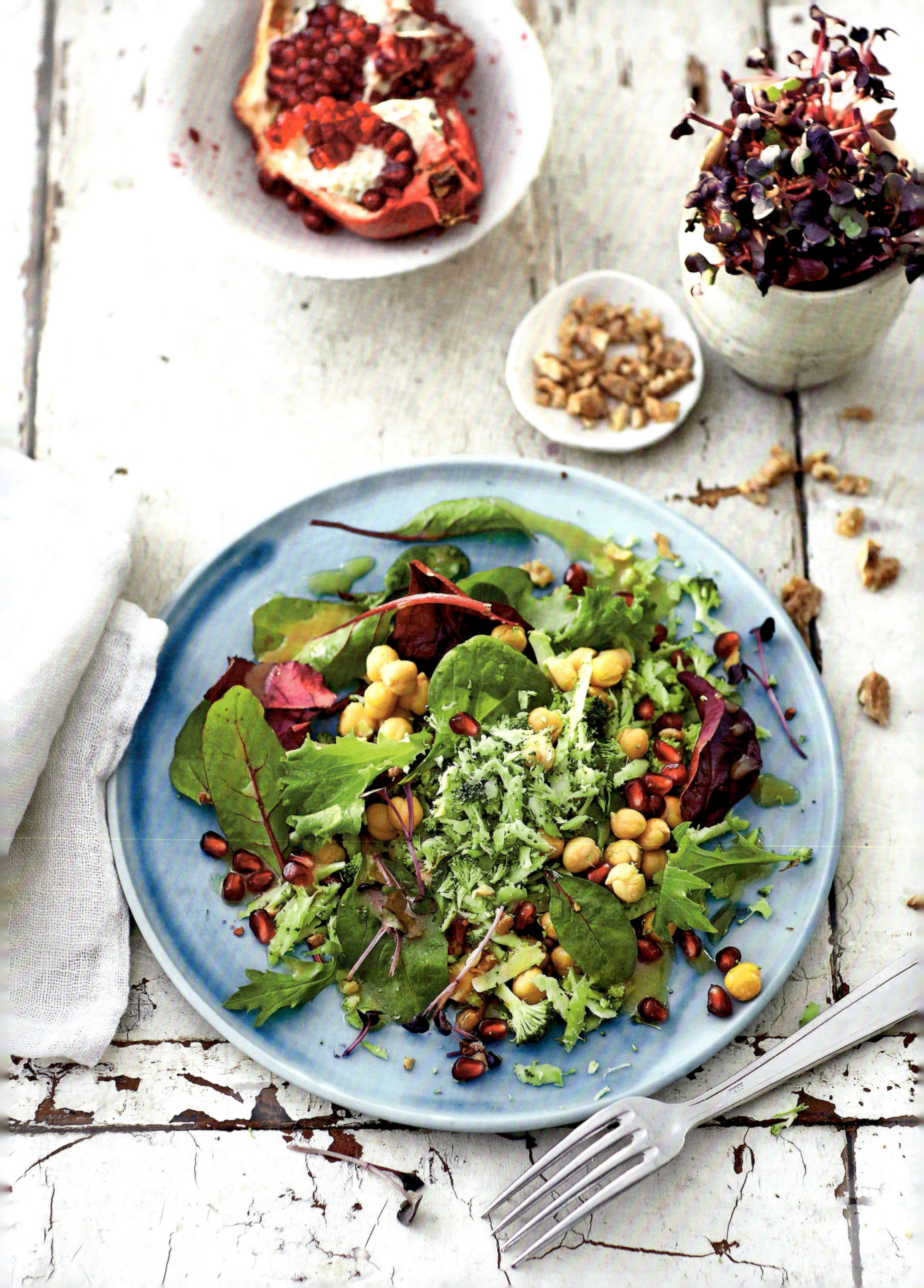

Kleine Gerichte

OMELETT-WRAPS MIT ERBSENPÜREE UND RÄUCHERLACHS

Schnell gemacht und richtig köstlich sind diese herzhaften Wraps, die einfach immer passen: mittags, abends oder auf dem Buffet.

Für 4 Personen — Zubereitung: 15 Minuten — Garen: etwa 15 Minuten
Schwierigkeitsgrad: mittel

1 Handvoll Rucola
80 g tiefgekühlte Erbsen
Salz
180 g Kräuterfrischkäse (Magerstufe)
2 TL Zitronensaft
Pfeffer aus der Mühle
8 Eier
3 EL Milch (1,5 % Fett)
2 EL Distelöl
150 g Räucherlachs in Scheiben
2 EL Gartenkresse

Nährwerte pro Portion: 321 kcal/1339 kJ, 15,2 g EW, 26,5 g F, 4,7 g KH, 1,5 g Bst, 67 mg Chol, 0,5 BE

Den Rucola verlesen, harte Stiele entfernen, waschen und trocken schütteln. Die Erbsen in kochendes Salzwasser geben, 3 Minuten kochen, abseihen und abtropfen lassen. Dann die Erbsen mit dem Frischkäse, dem Zitronensaft, etwas Salz und Pfeffer in ein hohes Gefäß geben, mit dem Stabmixer cremig pürieren und abschmecken.

Die Eier mit der Milch und etwas Salz verquirlen. Einen Teil des Öls in einer beschichteten Pfanne erhitzen, ein Viertel der Eiermasse hineingießen und einige Minuten backen, bis die Unterseite goldbraun ist. Dann wenden und auf der anderen Seite ebenfalls leicht bräunen. Aus der Pfanne gleiten lassen und auf diese Weise nacheinander vier Omeletts zubereiten.

Die Omeletts etwas abkühlen lassen, mit der Erbsencreme bestreichen und mit dem Lachs belegen. Den Rucola und die Kresse daraufstreuen, die Omeletts aufrollen und schräg halbieren. Die Wraps mit Zahnstochern feststecken und servieren.

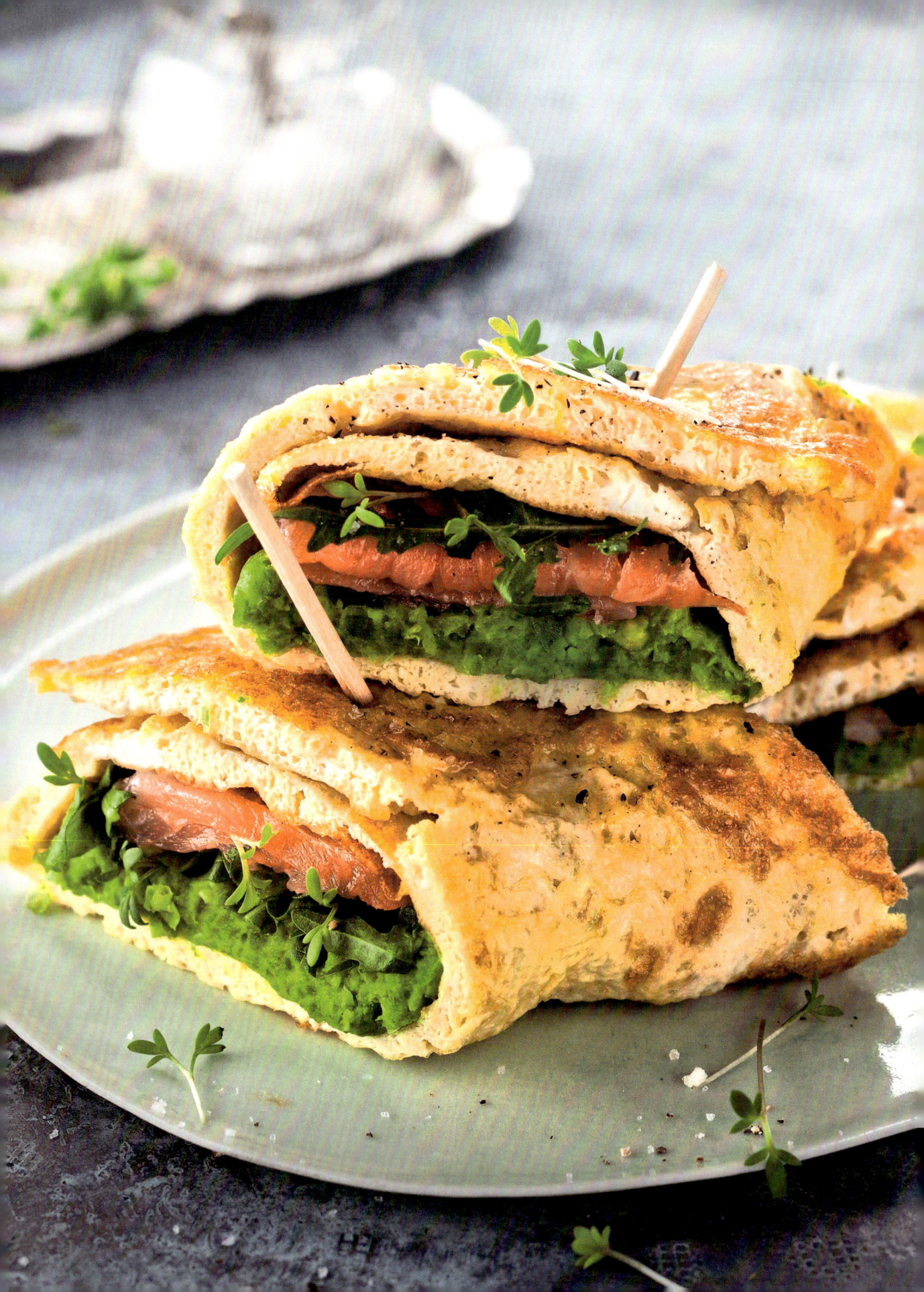

Kleine Gerichte

SELLERIEPUFFER MIT BRUNNENKRESSEDIP

Bei goldbraun gebratenen Puffern sagen auch Kinder nicht Nein. Ein rundum gesundes, vegetarisches Gericht für die ganze Familie.

Für 4 Personen — Zubereitung: 20 Minuten — Braten: etwa 20 Minuten — Schwierigkeitsgrad: leicht

Für die Puffer

600 g Knollensellerie
400 g vorwiegend festkochende Kartoffeln
1 Ei
2–3 EL Buchweizenmehl
Salz
frisch geriebene Muskatnuss
2–3 EL Distelöl zum Braten

Für den Dip

1 Handvoll Brunnenkresse
100 g saure Sahne
100 g Naturjoghurt (1,5% Fett)
1–2 TL Zitronensaft

Nährwerte pro Portion: 342 kcal/1429 kJ, 8,5 g EW, 15,6 g F, 33,4 g KH, 8,3 g Bst, 0,99 mg Chol, 2,5 BE

Den Sellerie und die Kartoffeln schälen und reiben. Die Kartoffelraspel mithilfe eines Küchentuchs in eine Schüssel ausdrücken. Den Kartoffelsaft etwas stehen lassen, dann abgießen, sodass die abgesetzte Stärke auf dem Boden der Schüssel zurückbleibt. In einer großen Schüssel die Sellerie- und die Kartoffelraspel mit dem Ei und dem Buchweizenmehl gut vermengen. 1–2 EL der Kartoffelstärke untermischen. Mit Salz und Muskat würzen.

In einer beschichteten Pfanne etwas Öl erhitzen. Einen Teil der Gemüsemasse esslöffelweise hineingeben, die Häufchen flach drücken und 2–3 Minuten goldbraun braten. Anschließend wenden und weitere 2–3 Minuten goldbraun braten. Auf diese Weise portionsweise alle Selleriepuffer goldbraun braten. Auf Küchenpapier entfetten und nach Belieben die fertigen Puffer im Backofen bei 80 °C warm halten.

Für den Dip die Brunnenkresse abbrausen, trocken schütteln, grob hacken und mit der sauren Sahne sowie dem Joghurt verrühren. Mit Zitronensaft und Salz abschmecken und zu den Puffern servieren.

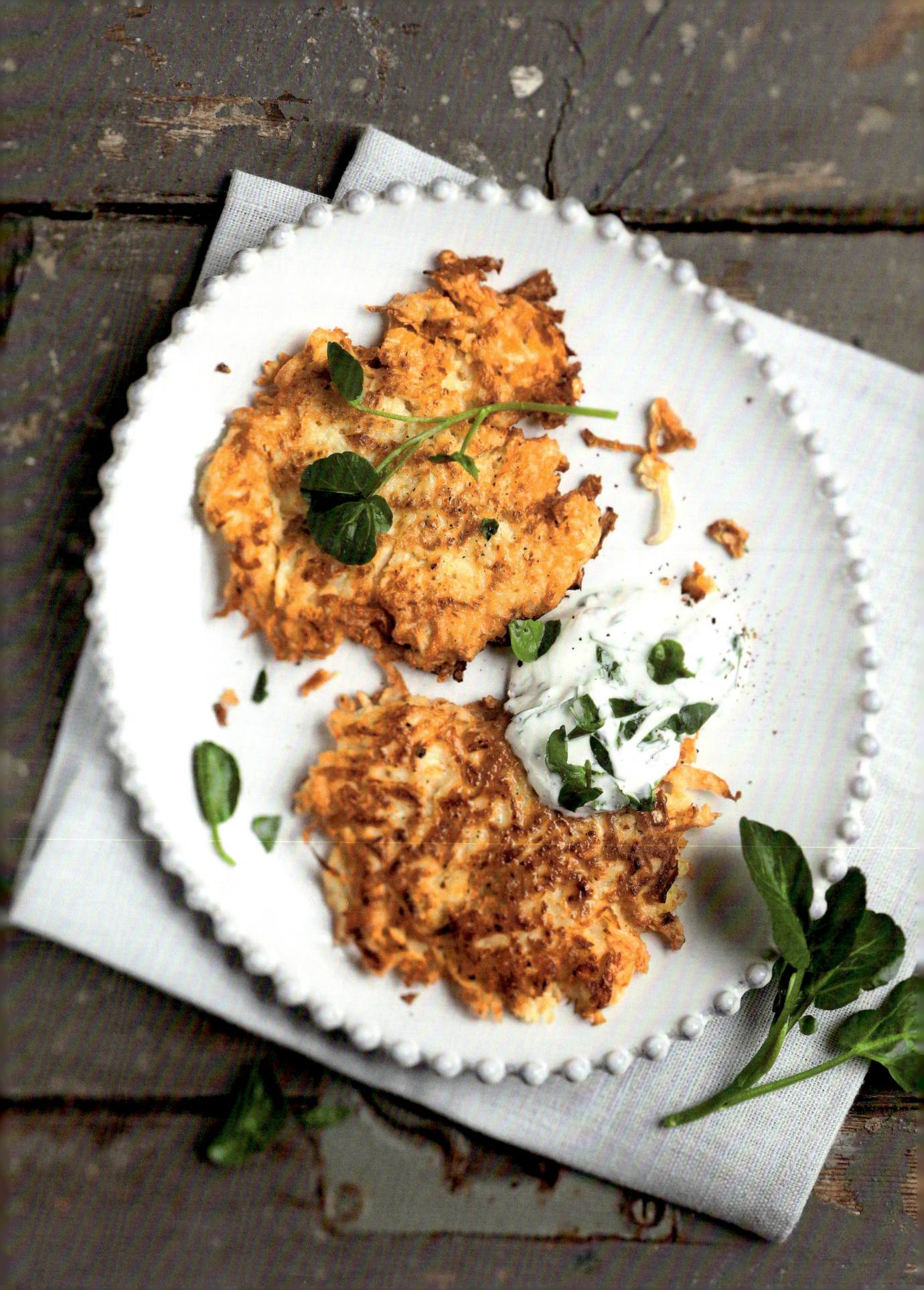

Kleine Gerichte

CHAMPIGNONS MIT TOMATEN-MOZZARELLA-FÜLLUNG

Gefüllte Champignons sind eine Quelle der Inspiration. Probieren Sie aus, was Ihnen am besten schmeckt: Ziegenkäse mit Honig, Spinat mit Frischkäse, Rinderhack …?

**Für 4 Personen — Zubereitung: 30 Minuten — Backen: etwa 15 Minuten
Schwierigkeitsgrad: leicht**

*12 große Champignons
Olivenöl für die Form
6 Tomaten
200 g Mozzarella
2 Knoblauchzehen
2 EL frisch gehacktes Basilikum
Salz, Pfeffer aus der Mühle
Basilikumblätter zum Garnieren*

Nährwerte pro Portion: 200 kcal/839 kJ, 14 g EW, 14,5 g F, 2,3 g KH, 2,7 g Bst, 32 mg Chol, 0 BE

Den Backofen auf 200 °C (Ober-/Unterhitze) vorheizen. Die Champignons putzen, mit einem Küchentuch abreiben, die Stiele vorsichtig herausdrehen und die Lamellen entfernen. Die Pilzköpfe in eine mit dem Olivenöl ausgepinselte Auflaufform setzen.

Die Tomaten waschen, vierteln, die Samen entfernen und das Fruchtfleisch in kleine Würfel schneiden. In eine Schüssel geben. Den Mozzarella klein würfeln, den Knoblauch abziehen und fein hacken. Beides zusammen mit dem gehackten Basilikum zu den Tomatenwürfeln geben und untermischen. Die Masse salzen, pfeffern, in die Champignonköpfe füllen und im vorgeheizten Ofen etwa 15 Minuten goldbraun gratinieren lassen. Herausnehmen und mit Basilikumblättchen garniert servieren.

Tipp

Dazu passen die Hirsetaler von Seite 72.

Hinweis

Da die Gefüllten Champignons keine blutzuckerrelevanten Kohlenhydrate enthalten, sollten insulinpflichtige Diabetiker eine kohlenhydrathaltige Beilage dazu essen, z. B. die Hirsetaler von Seite 72.

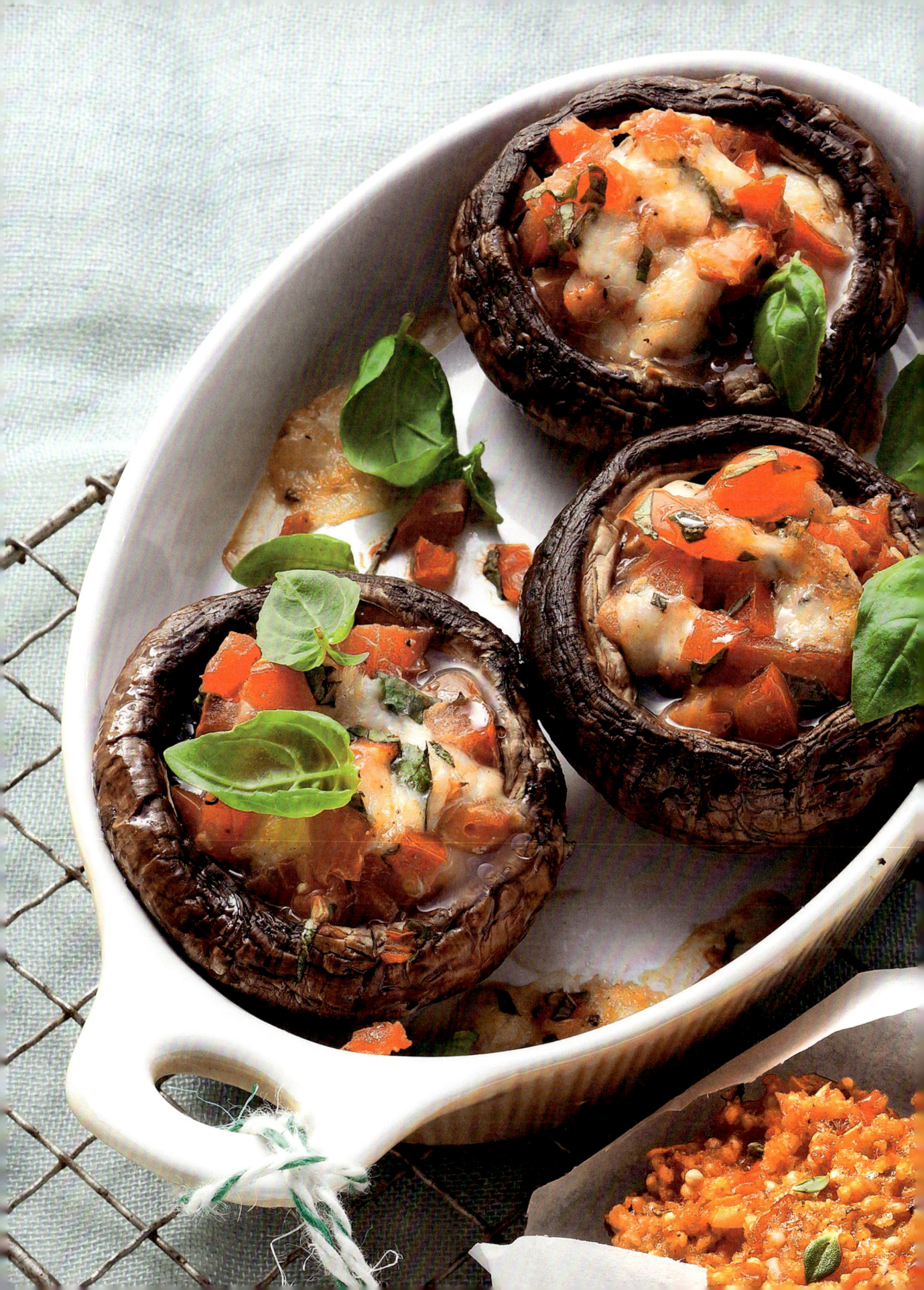

Kleine Gerichte

HIRSETALER

Die goldenen, nährstoffreichen Hirsekörnchen eignen sich gut für Bratlingteige. Am besten schmecken die Hirsetaler mit einem würzigen Kräuter- oder Knoblauchdip.

**Für 4 Personen — Zubereitung: 30 Minuten — Garen: etwa 15 Minuten — Backen: etwa 10 Minuten
Schwierigkeitsgrad: leicht**

1 Zwiebel
1 Knoblauchzehe
300 g Tomaten
1 rote Chilischote
2 EL Olivenöl
250 g Hirse
etwa 600 ml Gemüsebrühe
Salz, Pfeffer aus der Mühle
1 EL frisch gehackter Oregano
2 Eier
3 EL Buchweizenmehl

Nährwerte pro Portion: 381 kcal/1603 kJ, 8,6 g EW, 12,9 g F, 54,9 g KH, 4,4 g Bst, 1,07 mg Chol, 4,5 BE

Die Zwiebel und den Knoblauch abziehen und fein hacken. Die Tomaten mit kochendem Wasser überbrühen, kalt abschrecken, häuten, vierteln, von den Samen befreien und in sehr kleine Würfel schneiden. Die Chilischote waschen, längs halbieren, von den Samen befreien und fein hacken.

In einem Topf das Öl erhitzen und die Zwiebel mit dem Knoblauch darin glasig anschwitzen. Die Chili- und Tomatenwürfel dazugeben und kurz mitbraten. Die Hirse einrühren und die Brühe angießen. Aufkochen und bei mittlerer Temperatur etwa 15 Minuten quellen lassen. Dabei gelegentlich umrühren. Anschließend salzen, pfeffern und den Oregano untermischen. Bei Bedarf noch ein wenig Brühe hinzufügen. Die Hirse sollte am Ende die gesamte Flüssigkeit aufgesaugt haben. Anschließend ein wenig abkühlen lassen, dann die Eier und das Buchweizenmehl hinzufügen und alles zu einer formbaren Masse vermengen.

Den Backofen auf 200 °C (Ober-/Unterhitze) vorheizen. Aus der Masse erst kleine Bällchen und diese dann zu Talern formen. Die Hirsetaler auf ein mit Backpapier belegtes Backblech legen und im vorgeheizten Ofen etwa 10 Minuten backen. Herausnehmen und servieren.

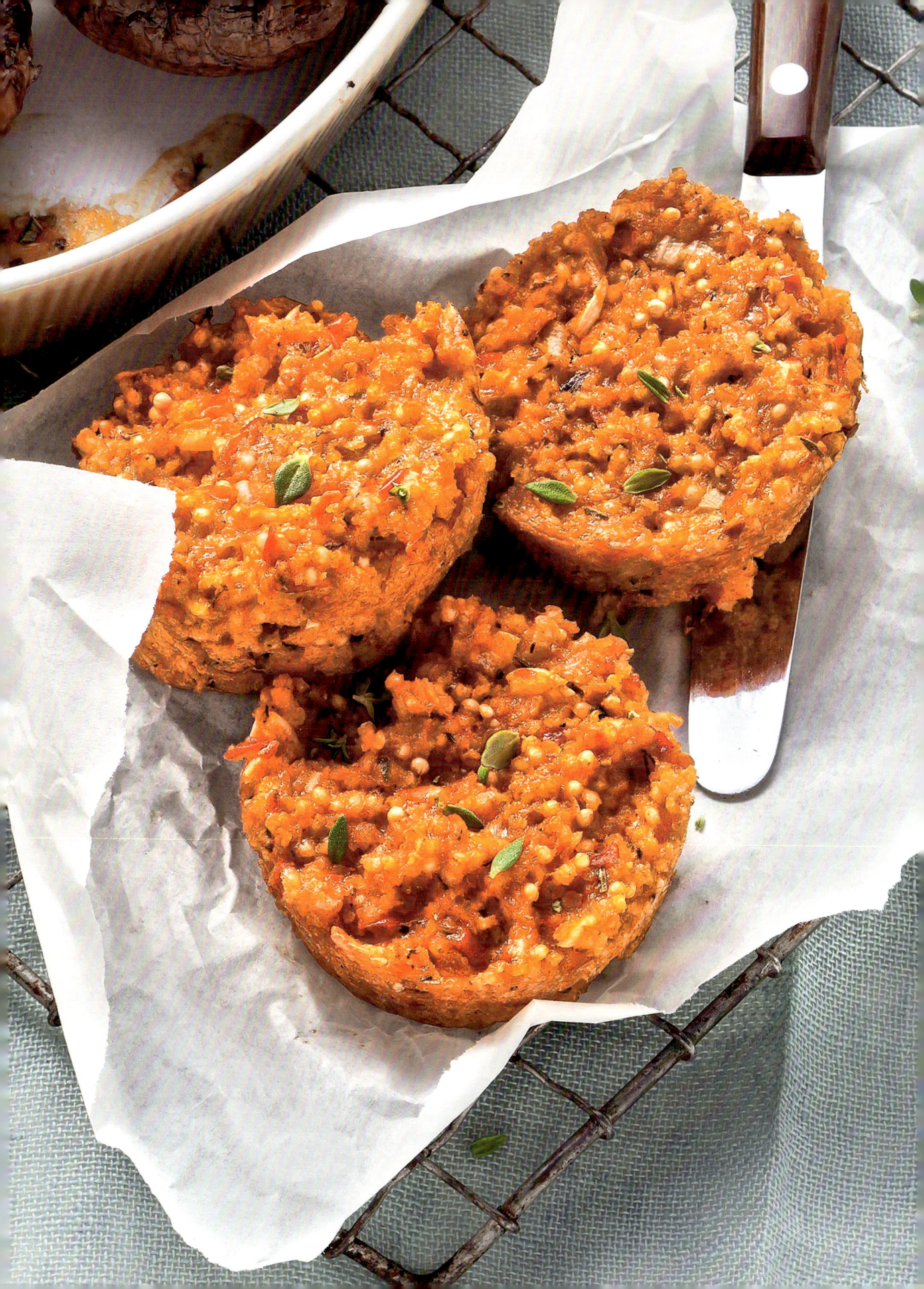

Kleine Gerichte

AUBERGINENRÖLLCHEN MIT KICHERERBSEN

Kichererbsen sind vor allem im Orient sehr beliebt. Die kleinen Nährstoffbomben mit dem fröhlichen Namen wirken sich positiv auf den Blutzuckerspiegel aus.

Für 4 Personen — Zubereitung: 30 Minuten — Garen: etwa 15 Minuten
Schwierigkeitsgrad: leicht

2 Auberginen
Salz
200 g Kichererbsen aus der Dose
1 Schalotte
1 Knoblauchzehe
40 g getrocknete, in Öl eingelegte Tomaten
½ rote Paprikaschote
4 Stängel Koriandergrün
2 EL Magerquark
Pfeffer aus der Mühle
1 Msp. abgeriebene Schale von 1 unbehandelten Zitrone
½ TL Currypulver
1 Msp. gemahlener Kreuzkümmel
Zitronensaft
Cayennepfeffer
4 EL Olivenöl
Zitronenspalten zum Garnieren

Nährwerte pro Portion: 295 kcal/1234 kJ, 5,3 g EW, 24,9 g F, 11 g KH, 2,2 g Bst, 0,15 mg Chol, 1 BE

Die Auberginen waschen, trocknen, putzen und längs in dünne Scheiben schneiden. Mit wenig Salz bestreuen und etwa 10 Minuten ziehen lassen.

Inzwischen die Kichererbsen abseihen und gut abtropfen lassen. Die Schalotte und den Knoblauch abziehen und fein hacken. Die Tomaten abtropfen lassen und in kleine Stücke schneiden. Die Paprika waschen, von Samen und Scheidewänden befreien und in kleine Würfel schneiden. Die Korianderblätter abzupfen, waschen, trocken schütteln und sehr fein hacken.

Die Kichererbsen mit der Schalotte und dem Knoblauch im Blitzhacker nicht zu fein pürieren. Die Tomaten- und Paprikastücke, den Quark und den Koriander dazugeben. Alles gut vermengen und die Masse mit Salz, Pfeffer, Zitronenschale, Curry und Kreuzkümmel würzen. Mit Zitronensaft und Cayennepfeffer abschmecken.

Die Auberginenscheiben trocken tupfen und portionsweise in etwas heißem Öl in einer Grillpfanne kurz auf beiden Seiten anbraten. Jeweils etwas Kichererbsenmasse auf die Auberginen geben und diese zu Röllchen aufrollen. Mit Zitronenspalten garniert servieren.

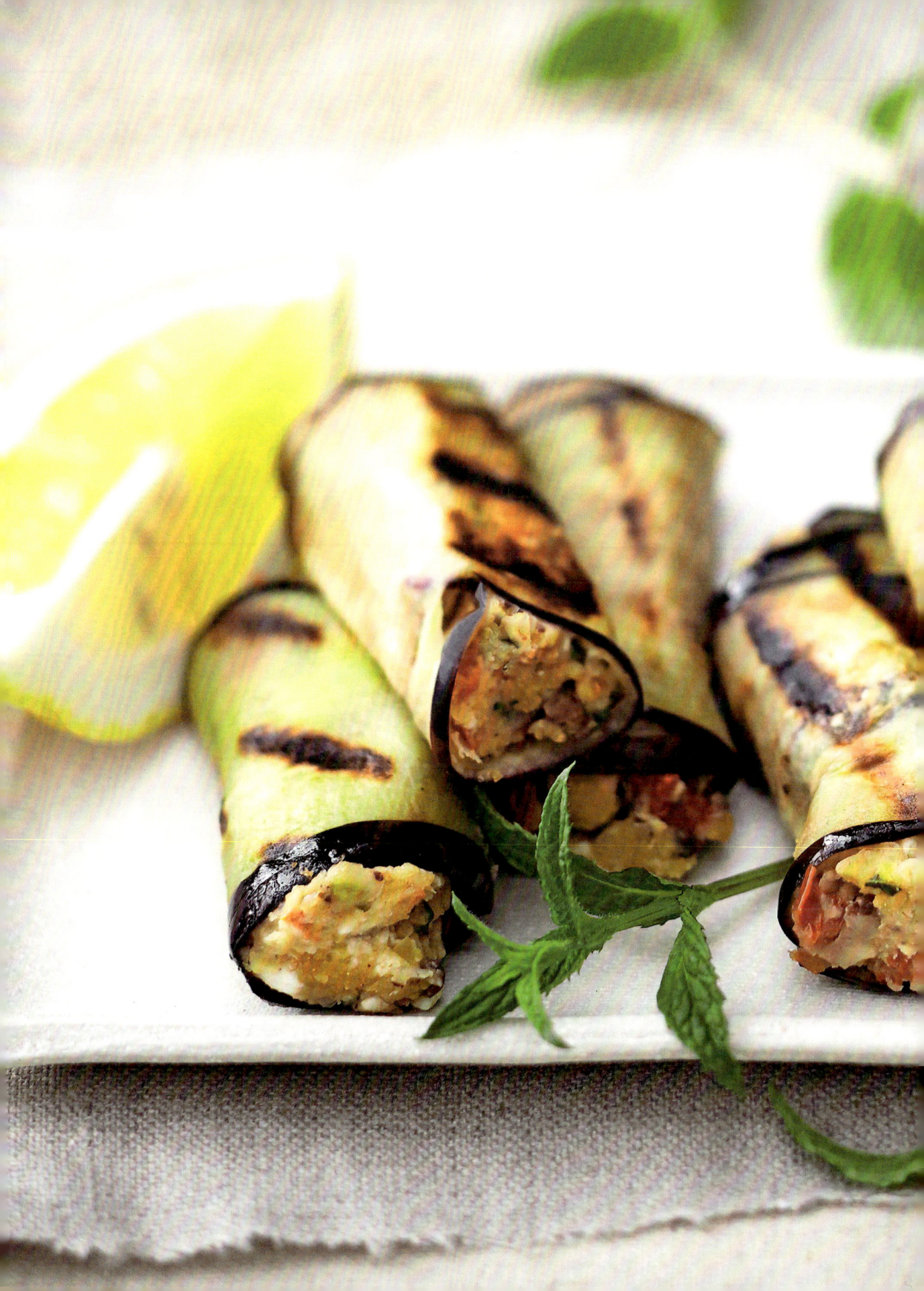

Kleine Gerichte

MINI-KARTOFFELFRITTATAS MIT SCHINKEN UND KÜRBISKERNEN

Handlich, goldbraun, unwiderstehlich: Genießen Sie die Frittatas mit frischem Blattsalat mittags oder abends oder essen Sie ein bis zwei Stück als Zwischenmahlzeit.

Für 4 Personen bzw. 12 Stück — Zubereitung: 15 Minuten — Backen: 25–30 Minuten
Schwierigkeitsgrad: leicht

Olivenöl für die Form
500 g Pellkartoffeln (vom Vortag)
200 g Brokkoli
1 Handvoll Gartenkräuter (z.B. Petersilie, Basilikum, Melisse)
100 g Hinterschinken
80 g Kürbiskerne
4 Eier
100 g saure Sahne
100 g Mozzarella, gerieben
2 EL Stärke
Salz, Pfeffer aus der Mühle
gemahlener Kreuzkümmel
frisch geriebene Muskatnuss

Nährwerte pro Portion bzw. 3 Stück: 272 kcal/1142 kJ, 18,8 g EW, 15,4 g F, 13,3 g KH, 3,8 g Bst, 20,2 mg Chol, 1 BE

Den Backofen auf 200 °C (Ober-/Unterhitze) vorheizen. Ein Muffinblech mit zwölf Mulden mit wenig Olivenöl einfetten. Die Kartoffeln pellen und in mundgerechte Stücke schneiden. Den Brokkoli putzen, waschen, trocknen und fein hacken. Die Kräuter verlesen, waschen, trocken schütteln und ebenfalls fein hacken. Den Schinken in kleine Würfel schneiden. Die Hälfte der Kürbiskerne grob hacken. Alles in eine große Schüssel geben.

In einer weiteren Schüssel die Eier mit der sauren Sahne, dem Mozzarella, der Stärke und 100 ml Wasser verquirlen und mit Salz, Pfeffer, Kreuzkümmel und Muskat würzen. Zur Gemüse-Schinken-Mischung geben und alles gut vermengen. Die Masse in die vorbereiteten Förmchen füllen, mit den restlichen ganzen Kürbiskernen bestreuen und im heißen Ofen in 25–30 Minuten goldbraun backen. Herausnehmen und nach Belieben heiß oder lauwarm servieren.

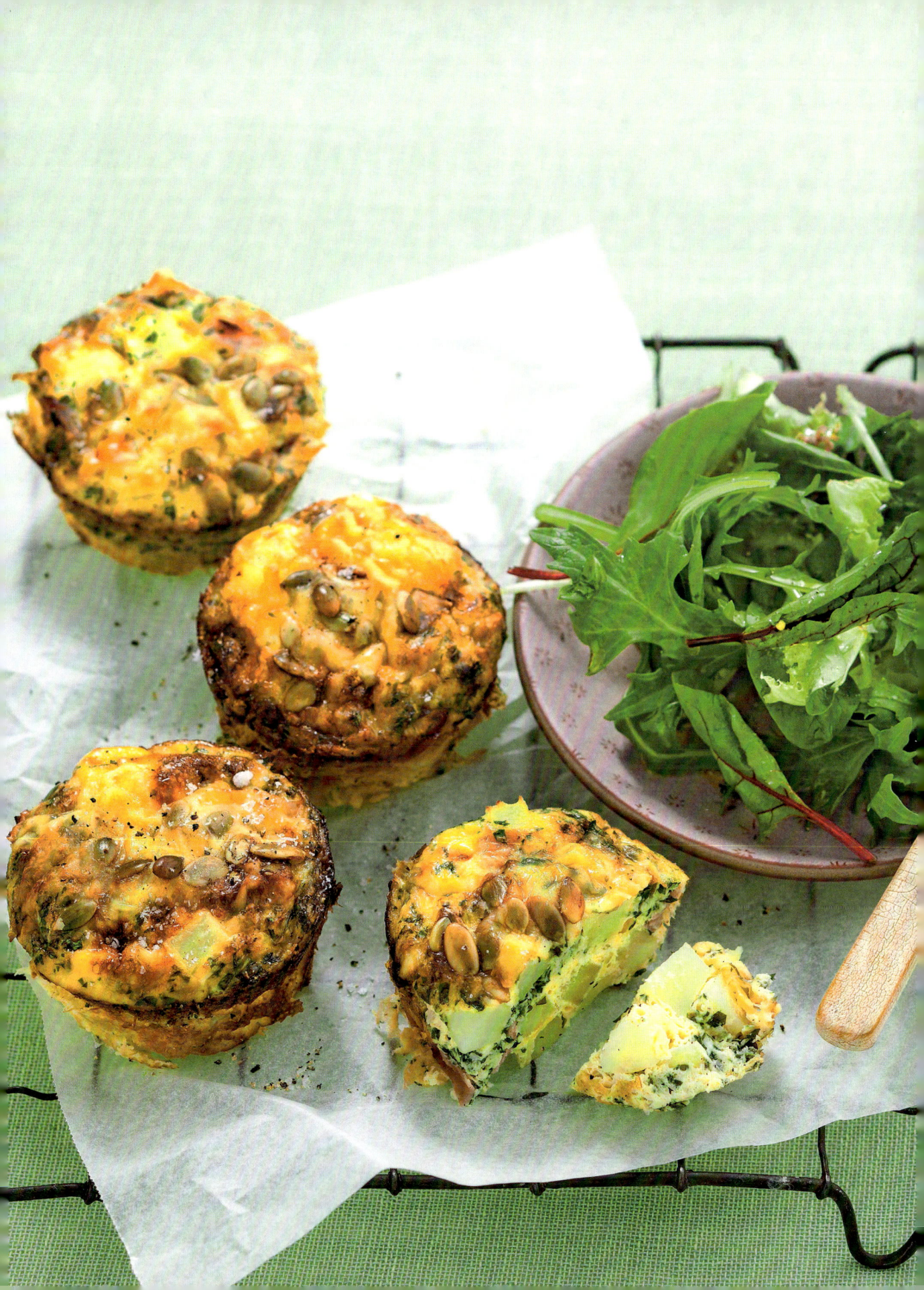

Kleine Gerichte

RÜHREI MIT PFIFFERLINGEN UND RUCOLA

Ein leichtes Gericht mit dem wunderbaren Aroma frischer Pfifferlinge. Starten Sie damit auch einmal in den Tag und genießen Sie das Rührei als Sonntagsfrühstück.

Für 4 Personen — Zubereitung: 10 Minuten — Garen: etwa 8 Minuten
Schwierigkeitsgrad: leicht

400 g Pfifferlinge
2 Schalotten
2 EL Olivenöl
80 g Rucola
8 Eier
Meersalz
frisch geschroteter Pfeffer

Nährwerte pro Portion: 109 kcal/456 kJ, 2,3 g EW, 8,5 g F, 3,2 g KH, 5,4 g Bst, 8 mg Chol, 0,5 BE

Die Pfifferlinge putzen, große Exemplare zerkleinern. Die Schalotten abziehen, fein hacken und in einer Pfanne im heißen Öl glasig anschwitzen. Die Pilze dazugeben und 4–5 Minuten braten.

In der Zwischenzeit den Rucola abbrausen, trocken schütteln und grob hacken; beiseitestellen. In einer kleinen Schüssel die Eier verquirlen, mit Salz und Pfeffer würzen, über die Pilze gießen und unter Rühren stocken lassen. Kurz vor dem Servieren den Rucola untermischen und das Rührei abschmecken.

Tipp

Für dieses Gericht können auch andere Pilze wie Steinpilze oder Kräuterseitlinge verwendet werden. Auch frische Kräuter wie Thymian oder Petersilie passen sehr gut dazu.

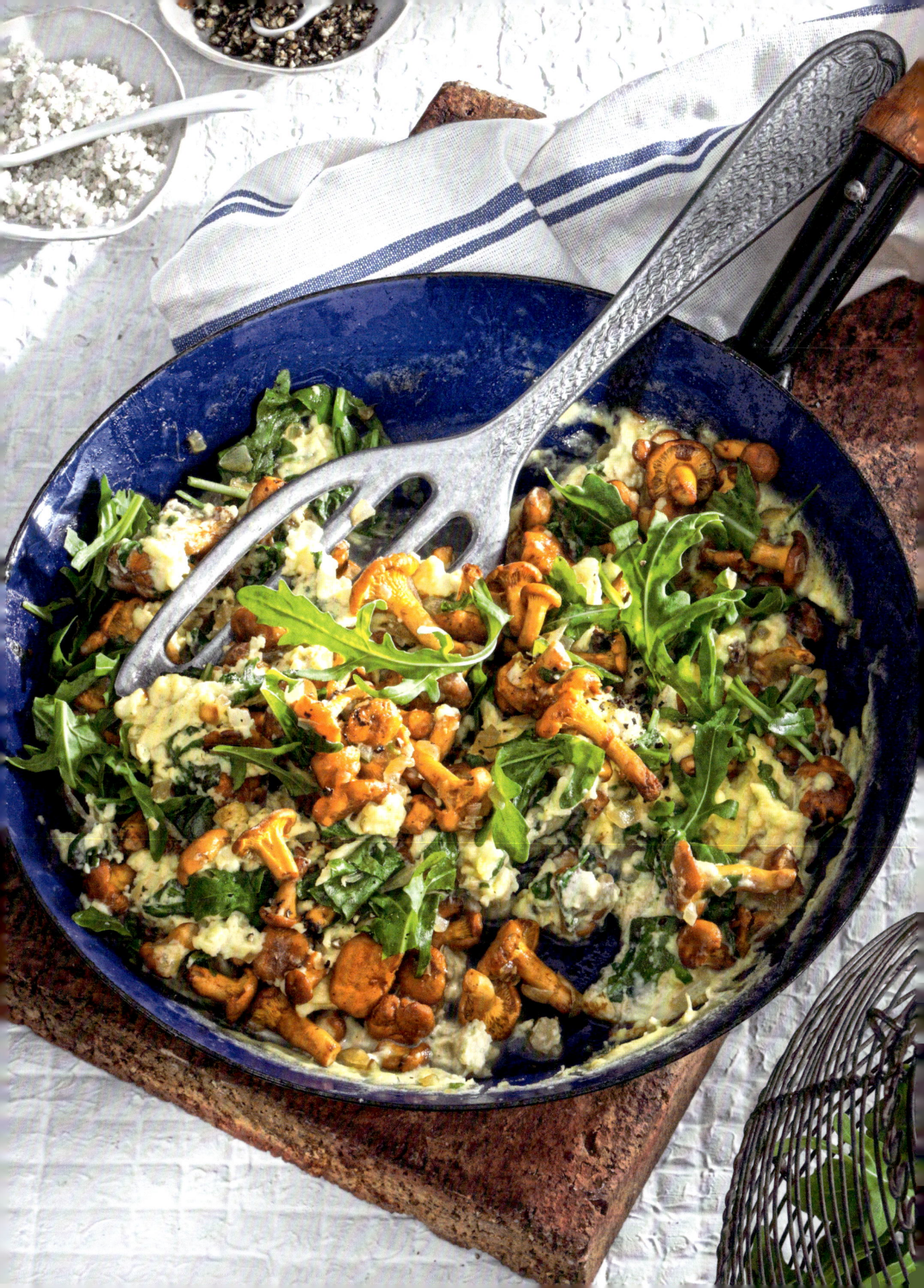

vegan — Kleine Gerichte

GEMÜSECHIPS

Die bunten Gemüsechips sehen toll aus und sind nicht nur eine geschmackliche, sondern auch gesündere Alternative zu den kartoffeligen Verwandten aus der Tüte.

Für 4 Personen — Zubereitung: 25 Minuten — Ziehen: etwa 20 Minuten
Backen: etwa 20 Minuten — Schwierigkeitsgrad: leicht

1 Aubergine
2 große Karotten
200 g Topinambur
Salz
3–4 EL Olivenöl
½ TL getrockneter Thymian

Nährwerte pro Portion: 160 kcal/673 kJ, 1,2 g EW, 15,2 g F, 2,1 g KH, 6,1 g Bst, 0,15 mg Chol, 0 BE

Die Aubergine waschen, trocknen, putzen und quer in dünne Scheiben hobeln. Die Karotten und den Topinambur schälen und ebenfalls in feine Scheiben hobeln. Die Gemüsescheiben großzügig mit Salz bestreuen, vermengen und etwa 20 Minuten Wasser ziehen lassen. Inzwischen den Backofen auf 200 °C (Ober-/Unterhitze) vorheizen und zwei Backbleche mit Backpapier belegen.

Das Gemüse in einem Sieb abbrausen, dann die Gemüsescheiben auf Küchenpapier ausbreiten und sorgfältig trocken tupfen. Auf die Backbleche verteilen. Die Gemüsechips mit Olivenöl bestreichen, leicht salzen, mit Thymian bestreuen und im Ofen in etwa 20 Minuten kross backen. Die Bleche herausnehmen und die Chips servieren.

Tipp

Für ein besonders knuspriges Ergebnis die Chips noch ein paar Minuten länger im Ofen lassen, aber nicht zu stark bräunen.

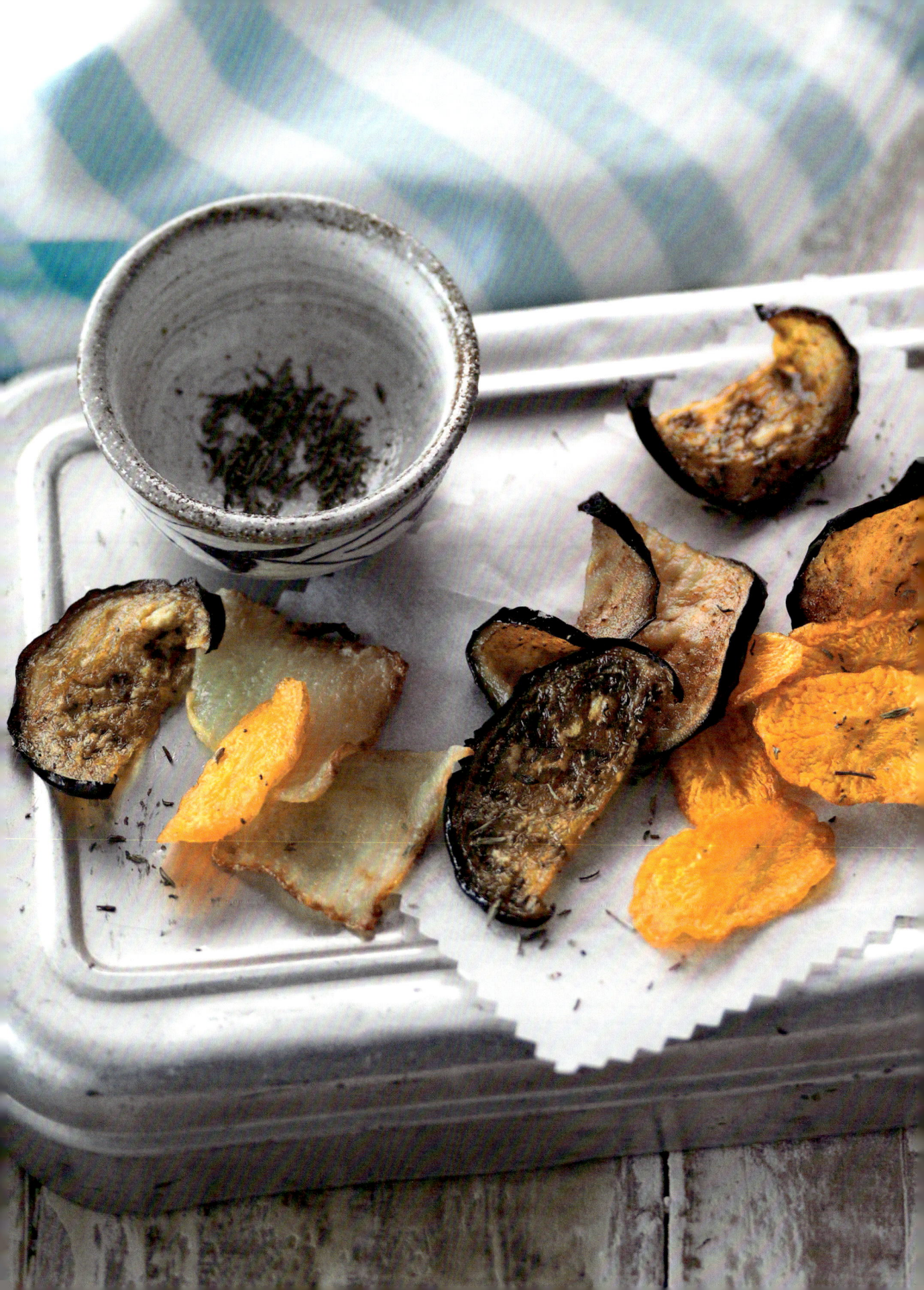

vegan

Kleine Gerichte

SONNENBLUMENCRACKER MIT MANDEL-ALGEN-DIP

Die Cracker mit dem asiatisch angehauchten Dip enthalten Haferflocken, deren Inhaltsstoffe, sogenannte Beta-Glucane, sich positiv auf den Blutzucker auswirken.

**Für 1 Backblech (20 x 30 cm) bzw. für etwa 20 Stück — Zubereitung: 15 Minuten
Einweichen: etwa 4 Stunden — Backen: etwa 1 Stunde — Schwierigkeitsgrad: leicht**

Für die Cracker

2 Frühlingszwiebeln
200 g Haferflocken
100 g Vollkornmehl (z.B. Dinkel)
100 g Sonnenblumenkerne
50 g Sesamsamen
75 g Leinsamen
1 EL Salz
Chiliflocken

Für den Dip

150 g ganze Mandeln ohne Haut
etwa 50 ml Sojadrink (oder Mandelmilch)
3–4 Msp. Algenpulver (z.B. Spirulina)
1 TL frisch gehackter Dill
Salz, Pfeffer aus der Mühle
Dill zum Garnieren

Nährwerte pro Portion bzw. 5 Stück: 165 kcal/691 kJ, 6,4 g EW, 10 g F, 10,5 g KH, 3,9 g Bst, 0 mg Chol, 1 BE

Für den Dip die Mandeln mit Wasser bedecken und etwa 4 Stunden einweichen lassen. Für die Cracker die Frühlingszwiebeln putzen, waschen, trocknen und längs halbieren. Dann quer in dünne Streifen schneiden. Die Haferflocken und das Mehl mit 600 ml lauwarmem Wasser in einer Schüssel verrühren und etwa 1 Stunde zugedeckt quellen lassen.

Den Backofen auf 180 °C (Ober-/Unterhitze) vorheizen. Ein Backblech mit Backpapier belegen. Die Sonnenblumenkerne mit dem Sesam, den Leinsamen, den Frühlingszwiebeln sowie dem Salz zur Haferflocken-Mehl-Masse geben. Mit Chiliflocken würzen. Gut verrühren und die Masse dünn auf dem Backblech verstreichen. Im Ofen etwa 15 Minuten backen, dann herausnehmen und in etwa 20 gleich große Stücke brechen oder schneiden. Danach wenden, nochmals auf dem Blech verteilen und bei reduzierter Temperatur (160 °C) etwa 40 Minuten backen. Herausnehmen und auf einem Kuchengitter erkalten lassen. Die eingeweichten Mandeln für den Dip in einem Sieb abbrausen und mit dem Sojadrink cremig pürieren. Bei Bedarf etwas mehr Sojadrink hinzufügen. Das Algenpulver und den Dill einrühren, mit Salz und Pfeffer abschmecken. In Schälchen verteilen, mit frischem Dill garnieren und zu den Crackern servieren.

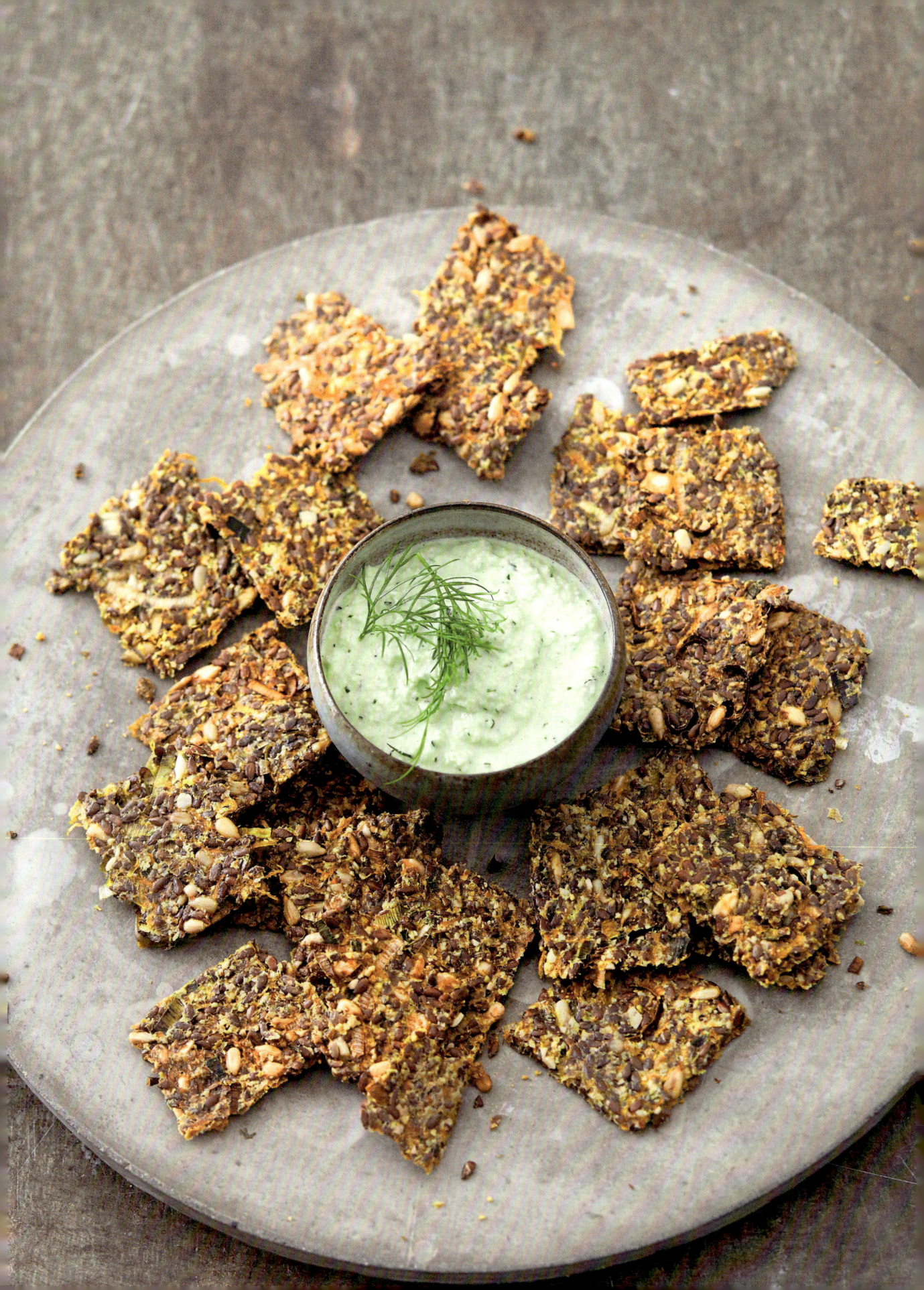

Hauptgerichte mit Fleisch

PUTENSCHNITZEL MIT TOMATEN UND KAPERN

Ab und zu ein Fleischgericht, das darf schon sein. Gegen mageres, kalorienarmes Putenfleisch, am besten mit Gemüse kombiniert, ist nichts einzuwenden.

Für 4 Personen — Zubereitung: 30 Minuten — Garen: etwa 20 Minuten
Schwierigkeitsgrad: leicht

4 Putenschnitzel à etwa 160 g
Salz, Pfeffer aus der Mühle
350 g Kirschtomaten
2 weiße Zwiebeln
2 EL Kapern
2 Handvoll Petersilie
3 EL Olivenöl
2–3 EL weißer Balsamicoessig
80 ml Hühnerbrühe

Nährwerte pro Portion: 321 kcal/1341 kJ, 41,2 g EW, 14 g F, 5,8 g KH, 2 g Bst, 75 mg Chol, 0 BE

Die Schnitzel waschen, trocken tupfen und flach klopfen. Auf beiden Seiten mit Salz und Pfeffer würzen. Die Tomaten waschen und trocknen. Die Zwiebeln abziehen, halbieren und in feine Streifen schneiden. Die Kapern in einem Sieb abtropfen lassen. Die Petersilie waschen, trocken schütteln, die Blätter abzupfen und fein hacken.

In einer großen Pfanne das Öl erhitzen. Die Schnitzel darin von jeder Seite 3–4 Minuten braten, herausnehmen und warm halten. Die Zwiebeln in die Pfanne geben und unter Rühren etwa 2 Minuten braten. Die Tomaten hinzufügen und weitere 2 Minuten mitgaren. Die Kapern und Petersilie hinzufügen. Mit dem Essig und der Brühe ablöschen, die Sauce salzen und pfeffern. Das Fleisch wieder dazugeben und kurz erwärmen.

Hinweis

Dieses Gericht liefert keine blutzuckerrelevanten Kohlenhydrate. Insulinpflichtige Diabetiker sollten eine kohlenhydrathaltige Beilage dazu essen, z.B. Reis, Nudeln oder Kartoffeln.

100 g gekochter Reis: 2–2,5 BE/etwa 150 kcal (je nach Sorte)

100 g gekochte Nudeln: 2–2,5 BE/etwa 150 kcal (je nach Sorte)

100 g gekochte Kartoffeln: etwa 1,5 BE/90 kcal

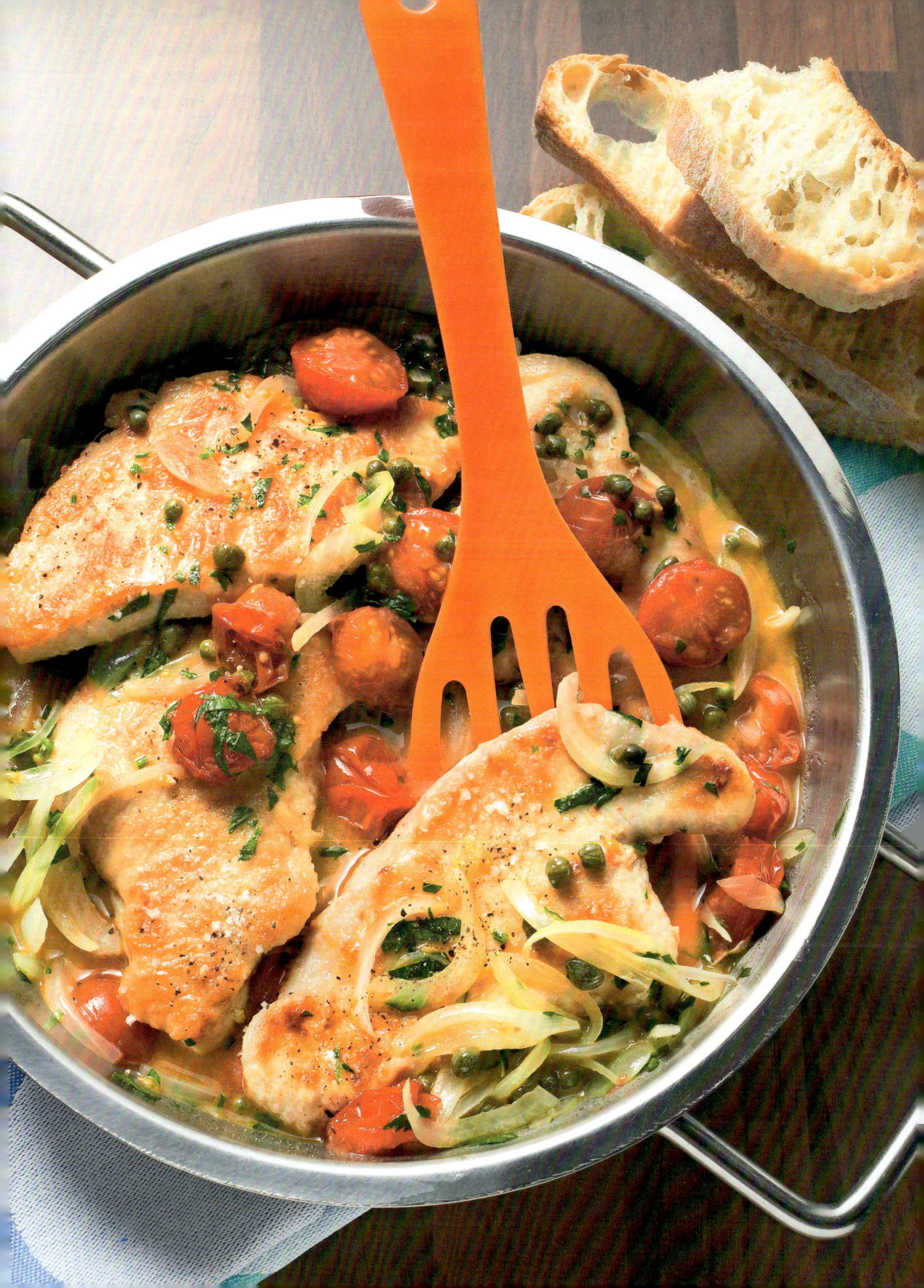

Hauptgerichte mit Fleisch

ZITRONENHÄHNCHEN MIT FRISCHKÄSEDIP

Als Gericht zum Abnehmen geht das köstliche Hähnchen leider nicht durch, aber als Festtagsessen darf es schon mal auf den Tisch kommen.

Für 4 Personen — Zubereitung: 30 Minuten — Garen: 30–40 Minuten — Schwierigkeitsgrad: leicht

Für das Zitronenhähnchen

2 unbehandelte Zitronen
500 g junge festkochende Kartoffeln
700 g küchenfertige Hähnchenkeulen
3 EL Olivenöl
Salz, Pfeffer aus der Mühle
250 g Kirschtomaten
2 Stängel Basilikum zum Garnieren

Für den Dip

150 g Frischkäse (Magerstufe)
150 g Naturjoghurt (1,5% Fett)
1 EL frisch gehackte Petersilie
1 EL frisch gehacktes Basilikum
1 TL frisch gehackter Zitronenthymian
Zitronensaft
Salz, Pfeffer aus der Mühle

Nährwerte pro Portion: 615 kcal/2580 kJ, 41,8 g EW, 37 g F, 26 g KH, 3,1 g Bst, 183 mg Chol, 2 BE

Den Backofen auf 200 °C (Ober-/Unterhitze) vorheizen. Die Zitronen und Kartoffeln waschen und trocknen, beides in Spalten schneiden und mit den gewaschenen Hähnchenkeulen auf einem Backblech verteilen. Mit dem Olivenöl beträufeln, salzen, pfeffern und im vorgeheizten Ofen 30–40 Minuten braten. Die Tomaten waschen und trocknen. Nach der Hälfte der Garzeit das Hähnchen, die Kartoffeln und die Zitronen vorsichtig wenden, die Tomaten untermischen und mitgaren.

Für den Dip den Frischkäse mit dem Joghurt und den Kräutern verrühren und mit Zitronensaft, Salz und Pfeffer abschmecken.

Das Basilikum waschen, trocken schütteln und die Blättchen abzupfen. Zum Servieren das Zitronenhähnchen mit den Kartoffeln und Tomaten in einer Schale anrichten und mit dem Basilikum garnieren. Den Dip dazu reichen.

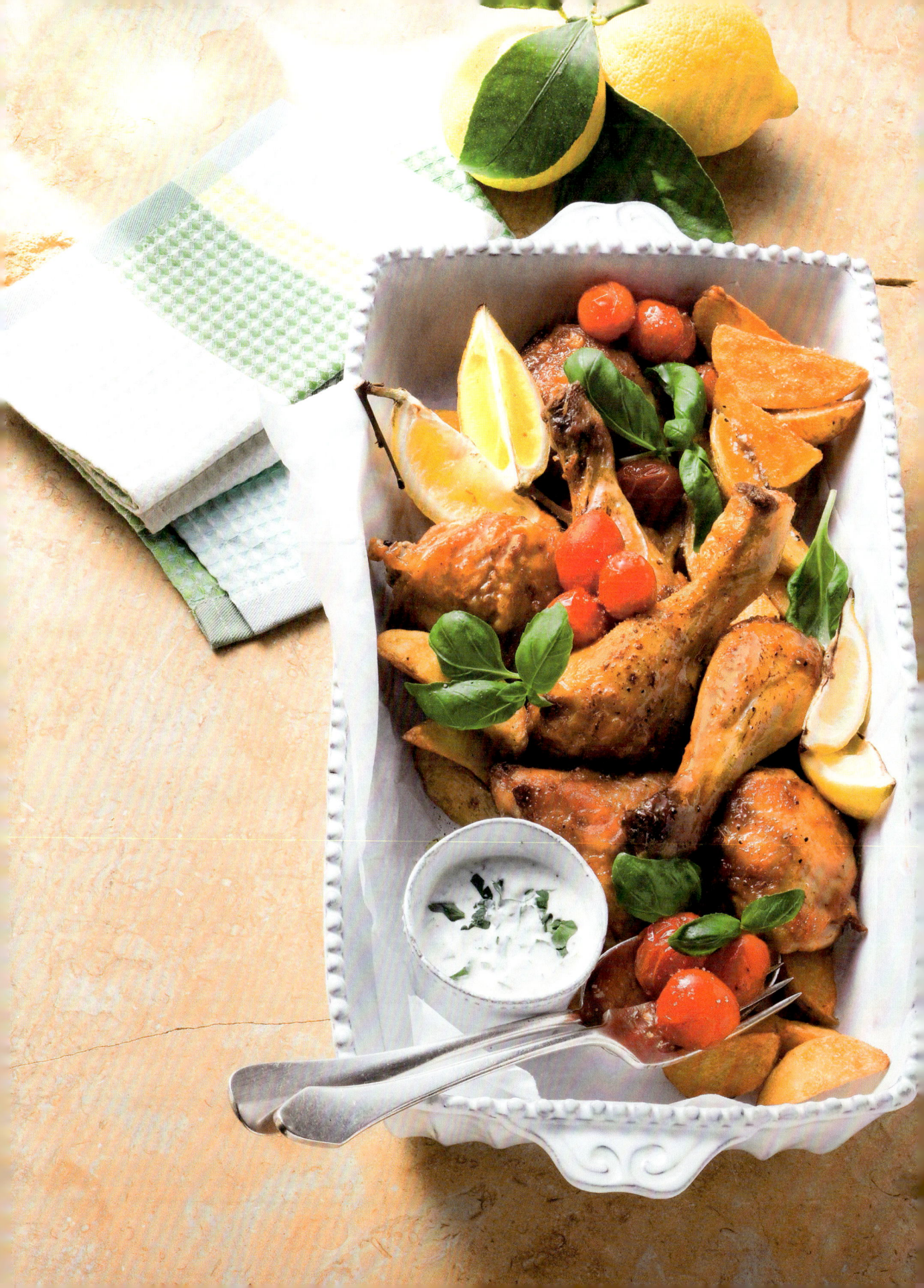

Hauptgerichte mit Fleisch

HÜHNERCURRY AUS MALAYSIA

Die malaysische Küche zählt zu den vielfältigsten Südostasiens. Ihre vegetarischen oder auch fleischhaltigen Currys sind berühmt wegen ihrer cremigen Würze.

Für 4 Personen — Zubereitung: 20 Minuten — Garen: etwa 30 Minuten
Schwierigkeitsgrad: leicht

1 kg ausgelöste Hähnchenoberschenkel (ohne Haut)
2 Knoblauchzehen
1 Zwiebel
2 rote Paprikaschoten
2 EL Olivenöl
2–3 EL Madras-Currypulver
400 ml Geflügelfond
400 ml Kokosmilch
1 Dose Linsen (400 ml)
Salz, Pfeffer aus der Mühle
½ Salatgurke
2 EL frisch gehacktes Koriandergrün

Nährwerte pro Portion: 491 kcal/2060 kJ, 52 g EW, 23,8 g F, 15,2 g KH, 2,9 g Bst, 217 mg Chol, 1,5 BE

Das Hähnchenfleisch abbrausen, trocken tupfen und in mundgerechte Stücke schneiden. Den Knoblauch und die Zwiebel abziehen und klein würfeln. Die Paprikaschoten waschen, halbieren, von den Samen und Scheidewänden befreien und ebenfalls würfeln.

In einem Topf das Olivenöl erhitzen und die Hühnerstücke darin anbraten. Den Knoblauch und die Zwiebel hinzufügen und glasig werden lassen. Mit dem Currypulver bestauben. Mit dem Fond und der Kokosmilch ablöschen, zum Kochen bringen und zugedeckt etwa 15 Minuten garen. Den Deckel entfernen, die Paprikawürfel dazugeben und weitere 10 Minuten unter gelegentlichem Rühren köcheln lassen. Die Linsen in einem Sieb abtropfen lassen und zum Curry geben. Heiß werden lassen und mit Salz und Pfeffer abschmecken.

Die Gurke waschen und trocknen, längs halbieren, entkernen und würfeln. Das Hühnercurry in tiefen Tellern anrichten und mit den Gurkenwürfeln und dem Koriandergrün bestreuen.

Tipp

Dazu passt Basmatireis. 100 g gekochter Basmatireis entsprechen etwa 2,3 BE/130 kcal.

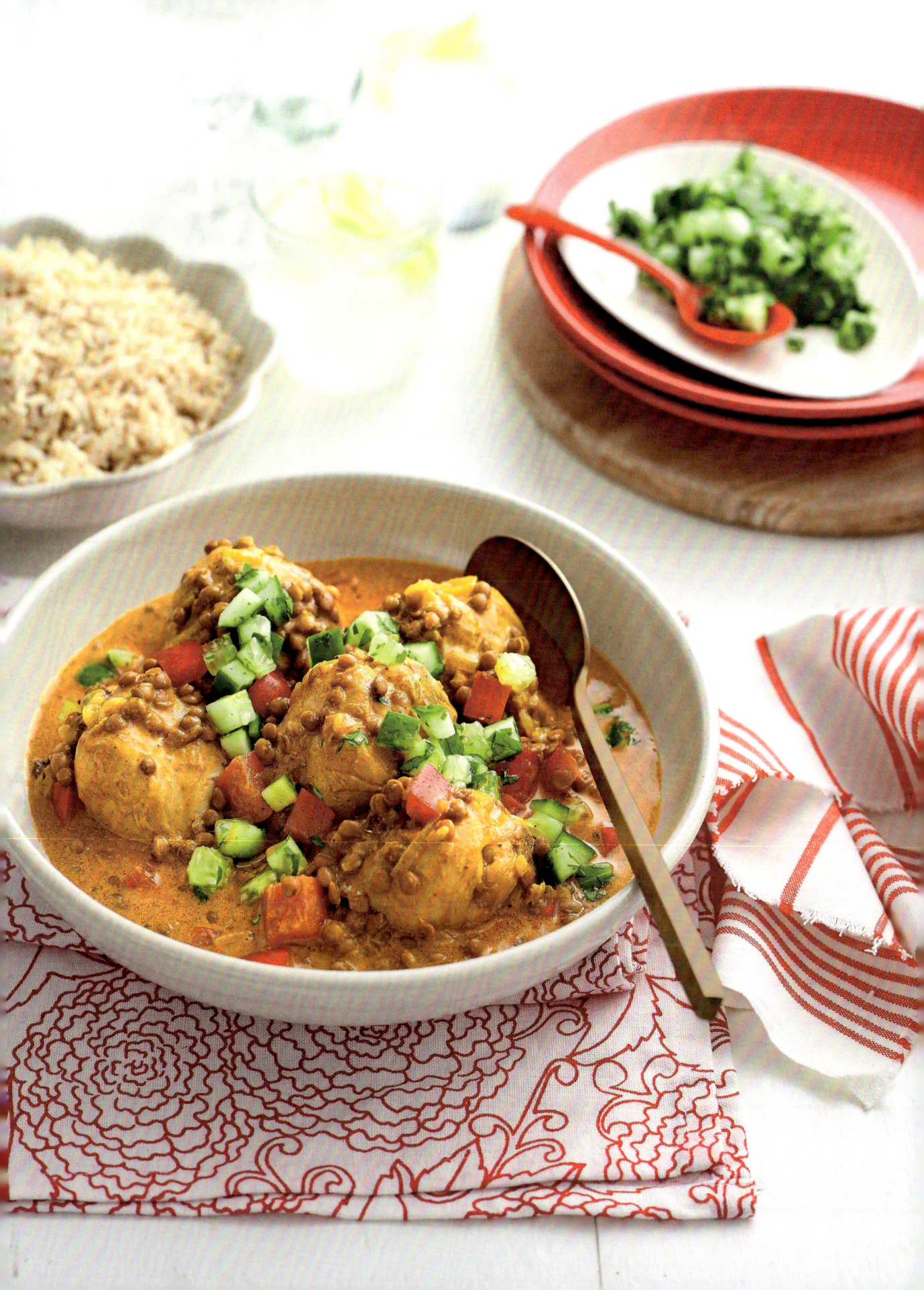

Hauptgerichte mit Fleisch

FLEISCHBÄLLCHEN AUF ZUCCHINISPAGHETTI

Da hier Zucchinispaghetti »echte« Nudeln ersetzen, sollten insulinpflichtige Diabetiker zur Kohlenhydratergänzung etwas Kartoffelpüree oder Polenta dazu essen.

Für 4 Personen — Zubereitung: 25 Minuten — Garen: etwa 30 Minuten — Schwierigkeitsgrad: leicht

Für die Fleischbällchen

1 kg Tomaten

1 Zwiebel

1 Knoblauchzehe

4 EL Olivenöl

1 EL edelsüßes Paprikapulver

Salz, Pfeffer aus der Mühle

800 g Rinderhackfleisch

1 Ei

Für die Zucchinispaghetti

2–3 Zucchini

1–2 EL Zitronensaft

Außerdem

1 rote Chilischote

1 Handvoll Petersilie

Nährwerte pro Portion: 548 kcal/2299 kJ, 43,7 g EW, 37,3 g F, 7,4 g KH, 3,5 g Bst, 121 mg Chol, 0 BE

Für die Fleischbällchen die Tomaten mit kochendem Wasser überbrühen, kalt abschrecken und häuten. Dann die Früchte vierteln, von den Samen befreien und würfeln. Die Zwiebel und den Knoblauch abziehen und fein würfeln. Beides in einem Topf in 1 EL heißem Öl glasig anschwitzen. Die Tomaten und das Paprikapulver hinzufügen, mit Salz und Pfeffer würzen und unter gelegentlichem Rühren etwa 15 Minuten sämig köcheln lassen. Das Hackfleisch in einer Schüssel mit dem Ei, Salz und Pfeffer gründlich verkneten und daraus etwa 20 kleine Fleischbällchen formen. Diese in einer Pfanne in 1 EL heißem Öl rundherum goldbraun braten. Herausnehmen, in die Sauce legen und in etwa 10 Minuten gar ziehen lassen. Für die Spaghetti die Zucchini waschen, putzen und mit dem Gemüseschneider längs in dünne Streifen schneiden. In einer Pfanne im restlichen heißen Öl (2 EL) etwa 2 Minuten anschwitzen, mit Salz, Pfeffer und Zitronensaft abschmecken. Die Chilischote waschen, trocknen, den Stielansatz herausschneiden und von den Samen befreien. Die Schote schräg in dünne Ringe schneiden. Die Petersilie abbrausen, trocken schütteln, die Blätter abzupfen und grob schneiden. Mit den Chiliringen mischen. Die Zucchinispaghetti auf Tellern anrichten, darauf die Fleischbällchen mit der Sauce geben und mit der Chili-Petersilie garniert servieren.

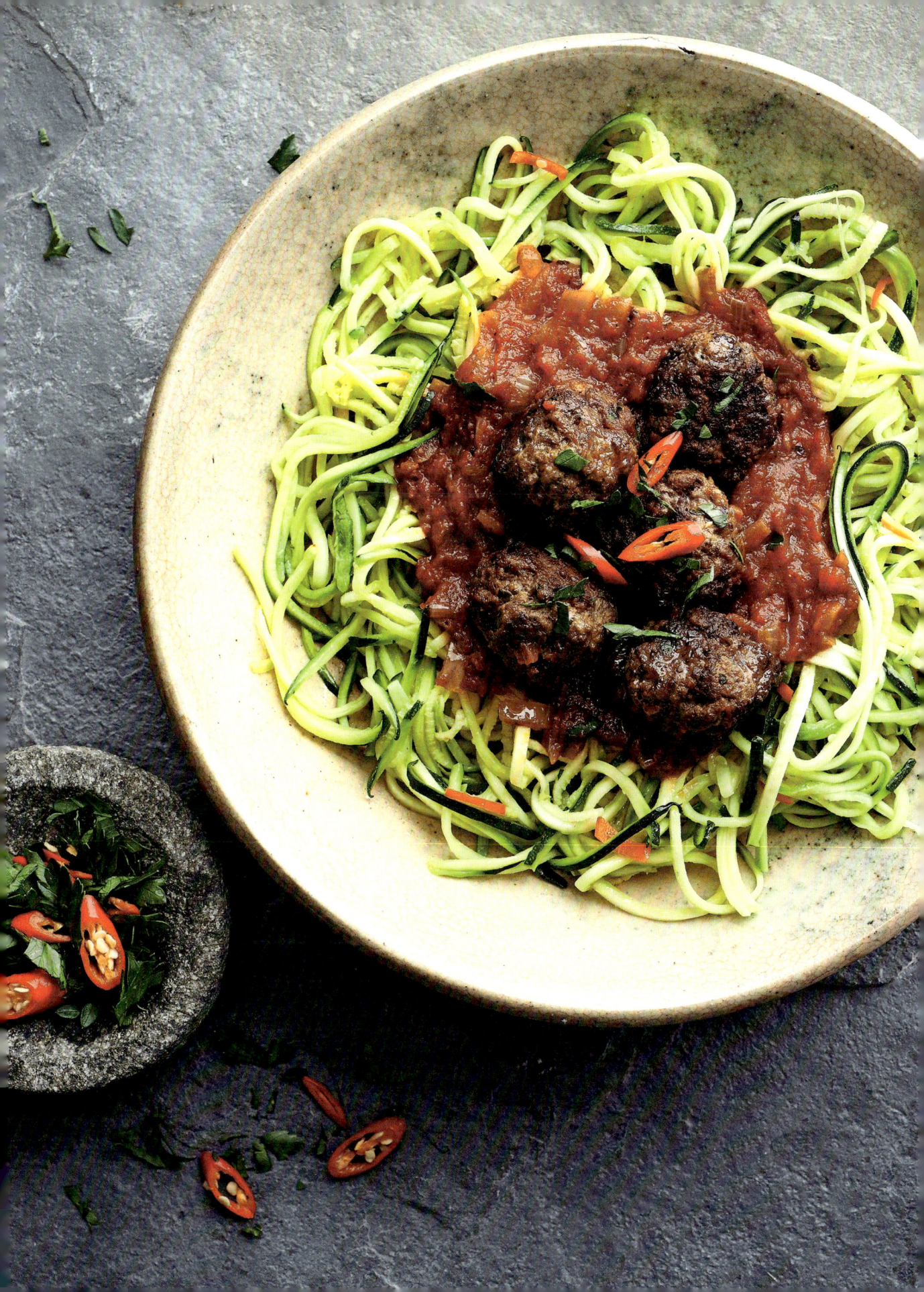

Hauptgerichte mit Fleisch

RINDFLEISCHSPIESSE MIT CREMIGEM PASTINAKENPÜREE

Pastinaken schmecken süßlich-würzig, sind bekömmlich und enthalten das unverdauliche Kohlenhydrat Inulin, das den Blutzuckerspiegel nicht belastet.

Für 4 Personen — Zubereitung: 40 Minuten — Marinieren: etwa 1 Stunde — Garen: etwa 25 Minuten
Grillen: etwa 10 Minuten — Schwierigkeitsgrad: leicht

Für die Spieße
1 Handvoll Petersilie
1 Handvoll Koriandergrün
2 Stängel Minze
2 Knoblauchzehen
3 EL Olivenöl
Saft und abgeriebene Schale von 1 unbehandelten Zitrone
Pfeffer aus der Mühle
gemahlener Kreuzkümmel
500 g Rinderfilet, küchenfertig pariert
Salz

Für das Püree
500 g Pastinaken
Salz
1 Knoblauchzehe
etwa 100 ml Kochsahne (15 % Fett)
Pfeffer aus der Mühle
2 EL gehackte Walnüsse

Zum Anrichten
Weizenfladen (nur für Nicht-Diabetiker)

Nährwerte pro Portion: 437 kcal/1826 kJ, 31,3 g EW, 25,3 g F, 18,5 g KH, 4,2 g Bst, 63 mg Chol, 1,5 BE

Für die Spieße die Kräuter abbrausen, trocken schütteln und die Blätter abzupfen. Den Knoblauch abziehen und mit den Kräutern und dem Öl im Blitzhacker fein zerkleinern. Die Zitronenschale und den -saft unterrühren und mit Pfeffer und Kreuzkümmel würzen. Das Fleisch abbrausen, trocken tupfen, würfeln und in einer Schüssel mit der Marinade vermengen. Zugedeckt im Kühlschrank etwa 1 Stunde marinieren. Inzwischen für das Püree die Pastinaken schälen und in Stücke schneiden. In einen Topf geben, mit Wasser bedecken, salzen und aufkochen lassen. Etwa 25 Minuten köcheln lassen, bis die Pastinaken weich sind. Den Knoblauch abziehen und während der letzten 10 Minuten mitgaren. Das Fleisch aus der Marinade nehmen, auf vier Spieße stecken, salzen und auf dem Grill unter Wenden etwa 10 Minuten grillen. Währenddessen die Pastinaken abseihen, kurz ausdampfen lassen und mit dem Kartoffelstampfer zerdrücken. Die Sahne aufkochen lassen und nach und nach untermengen, bis ein cremiges Püree entstanden ist. Mit Salz und Pfeffer abschmecken und mit den Walnüssen garnieren. Die Spieße mit dem Püree servieren.

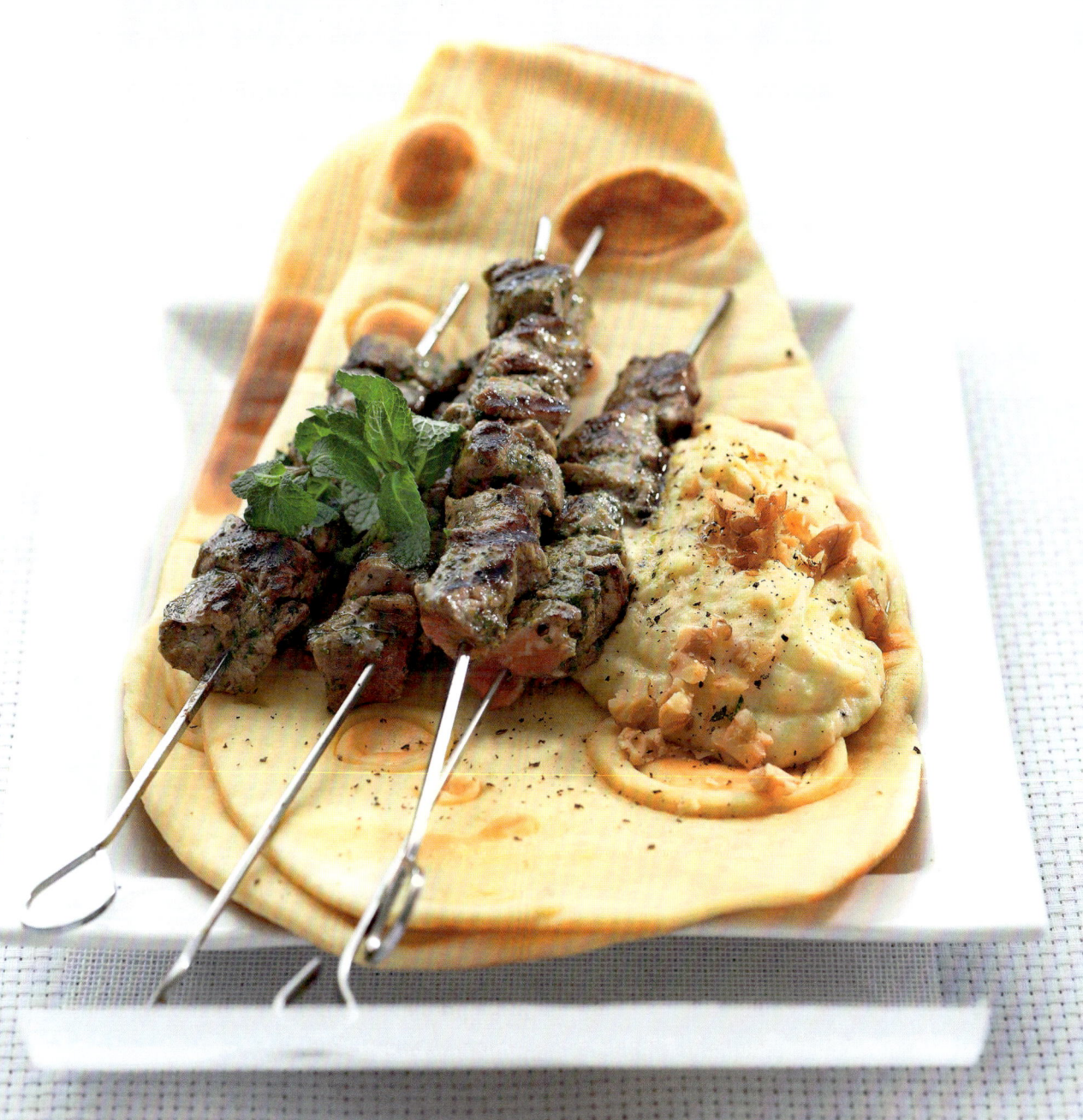

INGWER-FILETSTEAK AUS DEM PERGAMENTPAPIER

Das fettsparende Garen im Päckchen ist einfach und raffiniert zugleich.

Für 4 Personen — Zubereitung: 30 Minuten — Garen: etwa 25 Minuten
Schwierigkeitsgrad: leicht

2 Pak Choi
1 rote Paprikaschote
300 g gemischte Pilze (z.B. Austernpilze, Kräuterseitlinge, Champignons)
2 Tomaten
30 g frischer Ingwer
4 EL Olivenöl
1 TL Currypulver
½ TL edelsüßes Paprikapulver
1 Prise Cayennepfeffer
Salz, Pfeffer aus der Mühle
4 Rinderfiletsteaks (à etwa 180 g)
1 unbehandelte Zitrone
2 EL gehacktes Koriandergrün

Nährwerte pro Portion: 376 kcal/1578 kJ, 41,6 g EW, 22,4 g F, 1,4 g KH, 1,8 g Bst, 91 mg Chol, 0 BE

Hinweis

Dieses Gericht liefert keine blutzuckerrelevanten Kohlenhydrate. Insulinpflichtige Diabetiker sollten eine kohlenhydrathaltige Beilage wie z.B. Salzkartoffeln dazu essen.

Die Pak Choi waschen, putzen, die Stiele in schmale Ringe und die Blätter in grobe Stücke schneiden. Die Paprikaschote waschen, halbieren, von Samen und Scheidewänden befreien und in Streifen schneiden. Die Pilze putzen und zerkleinern. Die Tomaten mit kochendem Wasser überbrühen, kalt abschrecken und häuten. Die Früchte vierteln, von den Samen befreien und würfeln. Den Ingwer schälen und fein hacken. In einer Pfanne 2 EL Öl erhitzen. Die Pak-Choi-Stiele und -Blätter, die Paprikastreifen, die Pilze und den Ingwer etwa 5 Minuten unter Wenden darin braten. Die Tomaten dazugeben, mit ein wenig Wasser ablöschen, mit Curry, Paprikapulver, Cayennepfeffer, Salz und Pfeffer würzen und vom Herd ziehen. Den Backofen auf 180 °C (Ober-/Unterhitze) vorheizen. Vier Bögen Pergamentpapier bereitlegen. Die Steaks abbrausen und trocken tupfen. In einer heißen Pfanne im restlichen heißen Öl (2 EL) auf jeder Seite 1–2 Minuten braun anbraten. Die Hälfte der Gemüsemischung auf die Backpapierbögen verteilen. Die Steaks darauflegen, das restliche Gemüse darüber verteilen und zu Päckchen verschließen. Auf ein Backblech legen und im Ofen 10–15 Minuten (je nach gewünschtem Gargrad) backen. Die Zitrone halbieren und in Scheiben schneiden. Zum Servieren die Päckchen öffnen und je mit einem Zitronenstück und etwas Koriandergrün garniert servieren.

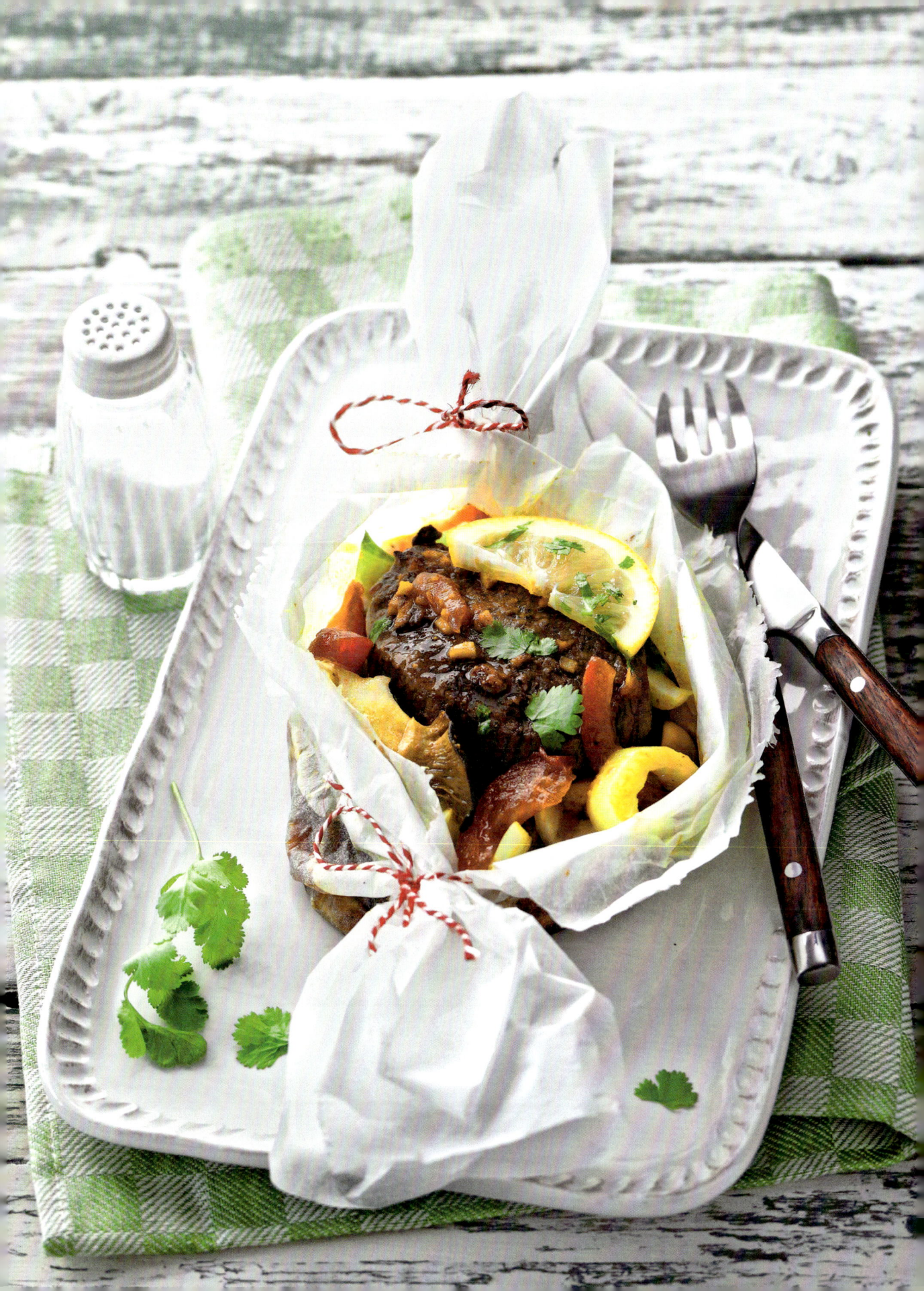

Hauptgerichte mit Fleisch

ITALIENISCHE KALBSRÖLLCHEN

Die »Involtini« aus Italien sind ein Rezept für Kreative. Sie lassen sich beliebig füllen, z.B. mit Pesto, Spinat oder Pilzen, und schmecken einfach immer.

Für 4 Personen — Zubereitung: 40 Minuten — Garen: etwa 15 Minuten — Schwierigkeitsgrad: leicht

8 dünne Kalbsschnitzel (à etwa 80 g)
4 Frühlingszwiebeln
1 Knoblauchzehe
100 g grüne Oliven, entsteint
1 rote Chilischote
100 g Mozzarella, gerieben
4 EL Olivenöl
Salz, Pfeffer aus der Mühle
200 ml Kalbsfond
½ EL Zitronensaft

Nährwerte pro Portion: 460 kcal/1924 kJ, 42,3 g EW, 25,3 g F, 14,9 g KH, 1,4 g Bst, 117 mg Chol, 1 BE

Tipp
Dazu passen Vollkornnudeln oder Polenta.

Die Schnitzel abbrausen, trocken tupfen und falls nötig flach klopfen. Die Frühlingszwiebeln waschen und putzen, das Weiß fein hacken und das Grün in 3–4 cm lange Stücke schneiden. Den Knoblauch abziehen und ebenso wie die Oliven fein hacken. Die Chilischote waschen, trocknen, von den Samen befreien und fein würfeln.

Die Knoblauch-, Oliven- und Chilistückchen mit dem Käse und 2 EL Öl vermengen. Mit Salz und Pfeffer abschmecken und auf die Schnitzel verteilen. Das Fleisch einrollen und mit Zahnstochern fixieren. Rundum mit Salz und Pfeffer würzen.

In einer Pfanne das restliche Öl (2 EL) erhitzen und die Röllchen von allen Seiten braun anbraten. Die Frühlingszwiebelstücke hinzufügen und kurz mitbraten, dann mit dem Fond ablöschen. Alles bei halb aufgelegtem Deckel etwa 10 Minuten bei niedriger Temperatur leise schmoren lassen. Die Sauce mit Zitronensaft, Salz und Pfeffer abschmecken. Die Röllchen und die Frühlingszwiebeln auf Teller geben und mit der Sauce beträufeln.

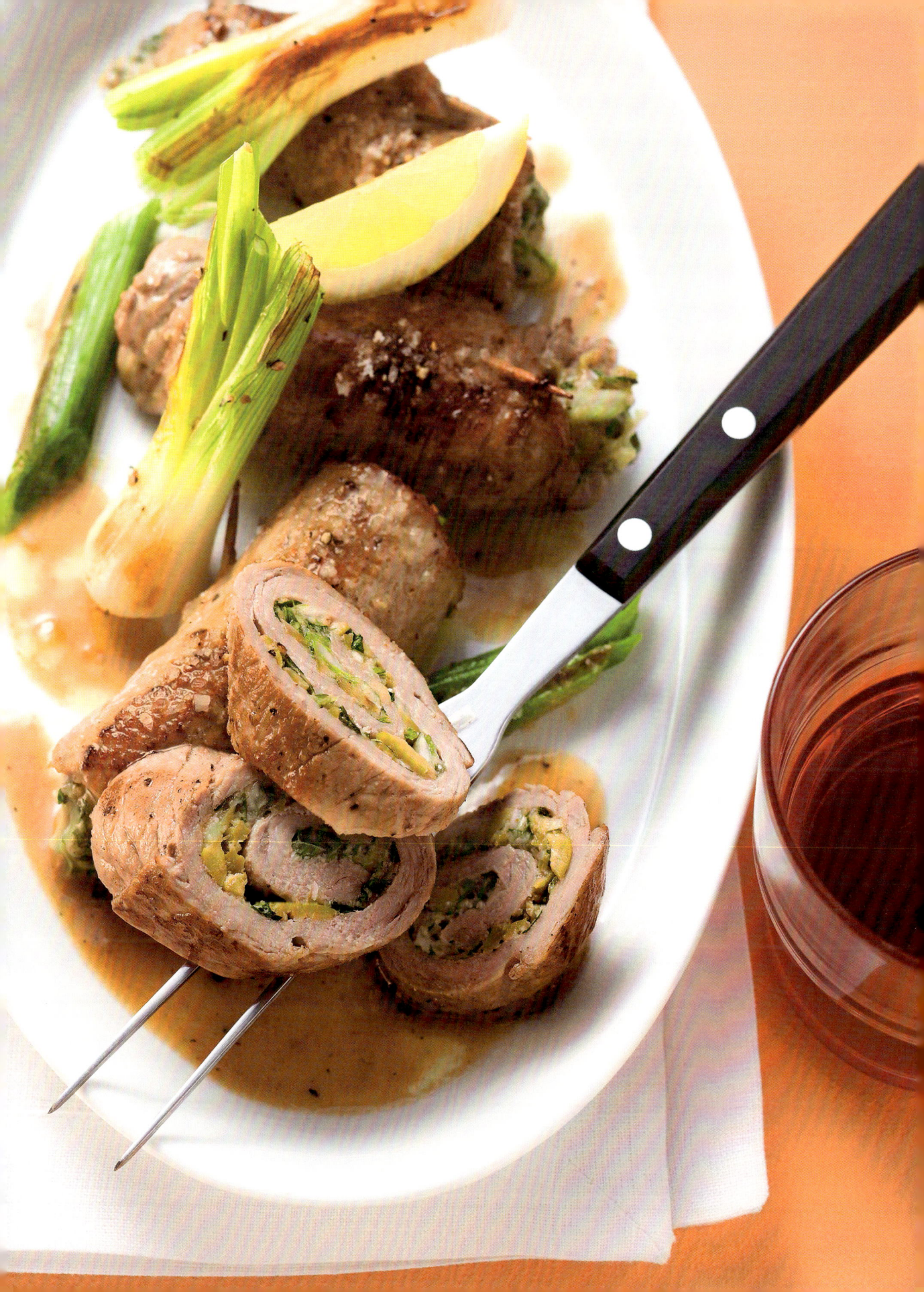

Hauptgerichte mit Fleisch

LAMMFILET MIT GRÜNEN BOHNEN

Ein blutzuckerfreundliches Gericht: Grüne Bohnen enthalten – wie alle Hülsenfrüchte – viele Ballaststoffe und erhöhen dadurch den Blutzuckerspiegel nur sehr langsam.

Für 4 Personen — Zubereitung: 20 Minuten — Garen: etwa 20 Minuten
Schwierigkeitsgrad: leicht

500 g grüne Bohnen
Salz
4 Frühlingszwiebeln
100 g getrocknete, in Öl eingelegte Tomaten
8 Kirschtomaten
100 g schwarze und grüne Oliven, entsteint
3 EL Olivenöl
30 g Pinienkerne
2 frische Knoblauchzehen
Pfeffer aus der Mühle
500 g küchenfertige Lammfilets
Rosmarin zum Garnieren

Nährwerte pro Portion: 408 kcal/1712 kJ, 30,8 g EW, 26 g F, 9,9 g KH, 3 g Bst, 78 mg Chol, 0,5 BE

Tipp

Die Lammfilets können auch gegrillt werden. Als Beilage passen Rosmarinkartoffeln.

Die Bohnen waschen, putzen und in kochendem Salzwasser 6–8 Minuten blanchieren, sodass sie noch einen leichten Biss haben. Abseihen, kalt abschrecken und gut abtropfen lassen. Die Frühlingszwiebeln waschen, putzen, längs halbieren oder vierteln und in 4–5 cm lange Stücke schneiden. Die eingelegten Tomaten in einem Sieb abtropfen lassen und in Stücke schneiden. Die Kirschtomaten waschen, trocknen und halbieren. Die Oliven halbieren.

In einer beschichteten Pfanne 2 EL Öl erhitzen. Die Bohnen, die Frühlingszwiebeln und die Pinienkerne darin etwa 2 Minuten braten. Die getrockneten Tomaten, die Kirschtomaten und die Oliven unterrühren. Den Knoblauch abziehen, dazupressen und alles 4–5 Minuten garen. Mit Salz und Pfeffer abschmecken.

Das Lammfleisch abbrausen, trocken tupfen und mit Salz und Pfeffer würzen. Das restliche Öl (1 EL) in einer beschichteten Pfanne erhitzen und die Filets etwa 5 Minuten rundherum goldbraun braten. Nach Bedarf bei niedriger Temperatur noch rosa gar ziehen lassen. Aus der Pfanne nehmen, kurz ruhen lassen, dann in Stücke schneiden und auf dem Gemüse anrichten. Mit Rosmarin garniert servieren.

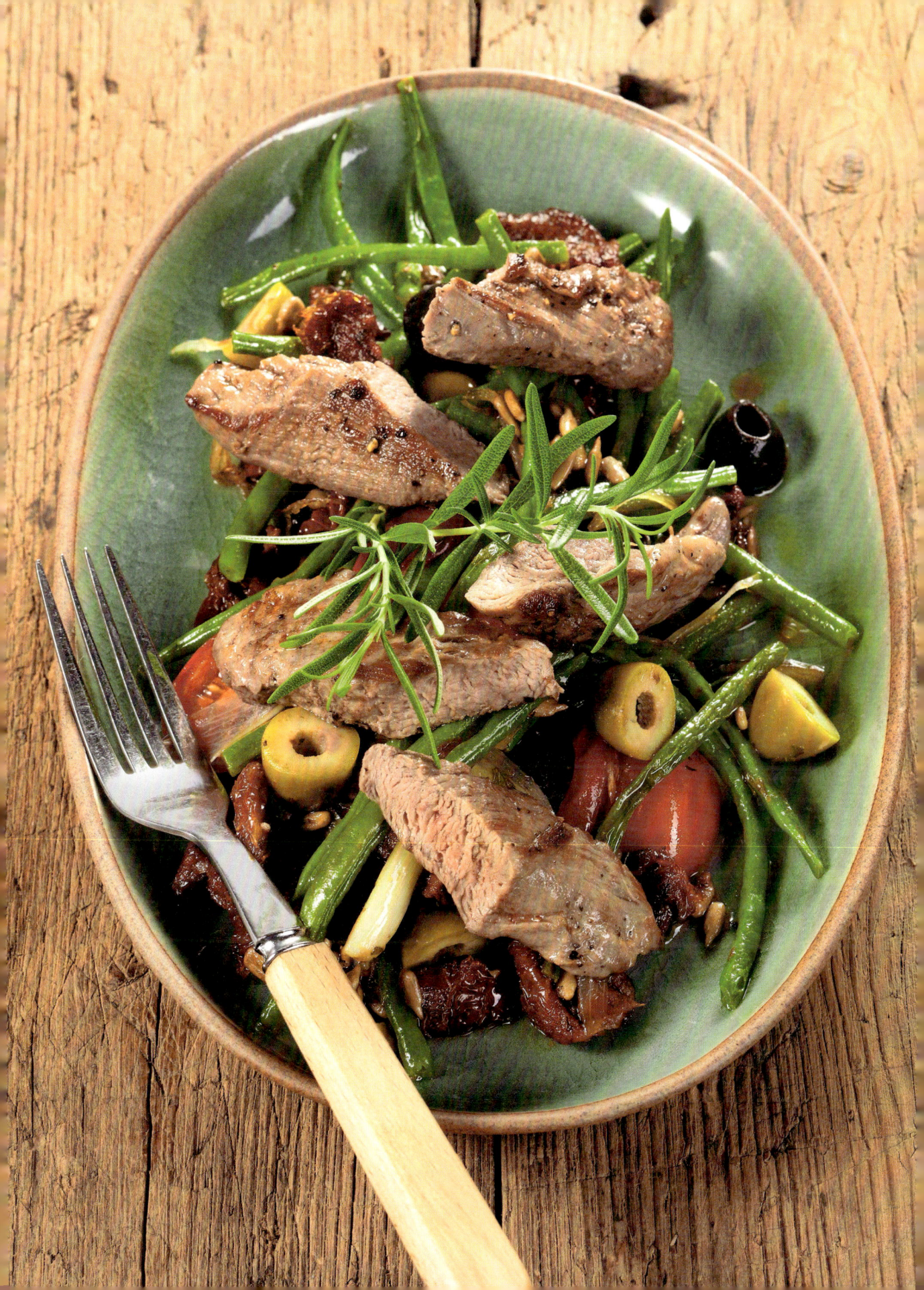

Hauptgerichte mit Fisch

GEBRATENE LACHSFILETS MIT KIRSCHTOMATEN UND HASELNÜSSEN

Kaltwasserfische wie Lachs sollten zweimal pro Woche auf den Tisch kommen.

Für 4 Personen — Zubereitung: 20 Minuten — Marinieren: etwa 30 Minuten
Garen: etwa 8 Minuten — Schwierigkeitsgrad: leicht

4 Stücke Lachsfilet (à etwa 150 g)

2–3 EL salzreduzierte Sojasauce

3 EL Limettensaft

1 rote Chilischote

1 Stück frischer Ingwer (etwa 1,5 cm)

1 Knoblauchzehe

3 Schalotten

60 g Haselnusskerne

200 g Cocktailtomaten

3 EL Olivenöl

Salz, Pfeffer aus der Mühle

180 g Pflücksalat

essbare Blütenblätter zum Garnieren (nach Belieben)

Nährwerte pro Portion: 499 kcal/2087 kJ, 34 g EW, 37 g F, 4,5 g KH, 2,5 g Bst, 87 mg Chol, 0,5 BE

Tipp

Dazu passt geröstetes Vollkornbrot oder Vollkorntoast.

Den Lachs abbrausen, trocken tupfen und in eine flache Form legen. Die Sojasauce und 2 EL Limettensaft verrühren, den Fisch damit übergießen und zugedeckt im Kühlschrank etwa 30 Minuten ziehen lassen. Dabei einmal wenden. Den Backofen auf 60 °C (Ober-/Unterhitze) vorheizen. Die Chilischote waschen und trocknen, von den Samen befreien und klein würfeln. Den Ingwer schälen und in kleine Würfel schneiden. Den Knoblauch und die Schalotten abziehen und fein hacken. Die Nüsse in einer kleinen beschichteten Pfanne ohne Fettzugabe duftend rösten, anschließend herausnehmen, abkühlen lassen und grob hacken. Die Tomaten waschen und trocknen. In einer großen beschichteten Pfanne 2 EL Öl erhitzen und den Lachs darin auf beiden Seiten je 2 Minuten anbraten, sodass er in der Mitte noch rosa ist. Anschließend im Ofen warm halten. Die Chili-, Ingwer-, Knoblauch- und Schalottenwürfel in der gleichen Pfanne im restlichen Öl (1 EL) langsam anbraten. Die Tomaten untermischen und alles mit dem restlichen Limettensaft (1 EL), Salz und Pfeffer würzen. Zum Schluss die Nüsse unterrühren. Den Salat waschen, vorsichtig trocken schleudern und auf flachen Tellern auslegen. Jeweils ein Fischfilet auf das Salatbett setzen und die Tomaten sowie den Schalotten-Nuss-Mix darauf verteilen. Nach Belieben mit Blütenblättern garnieren.

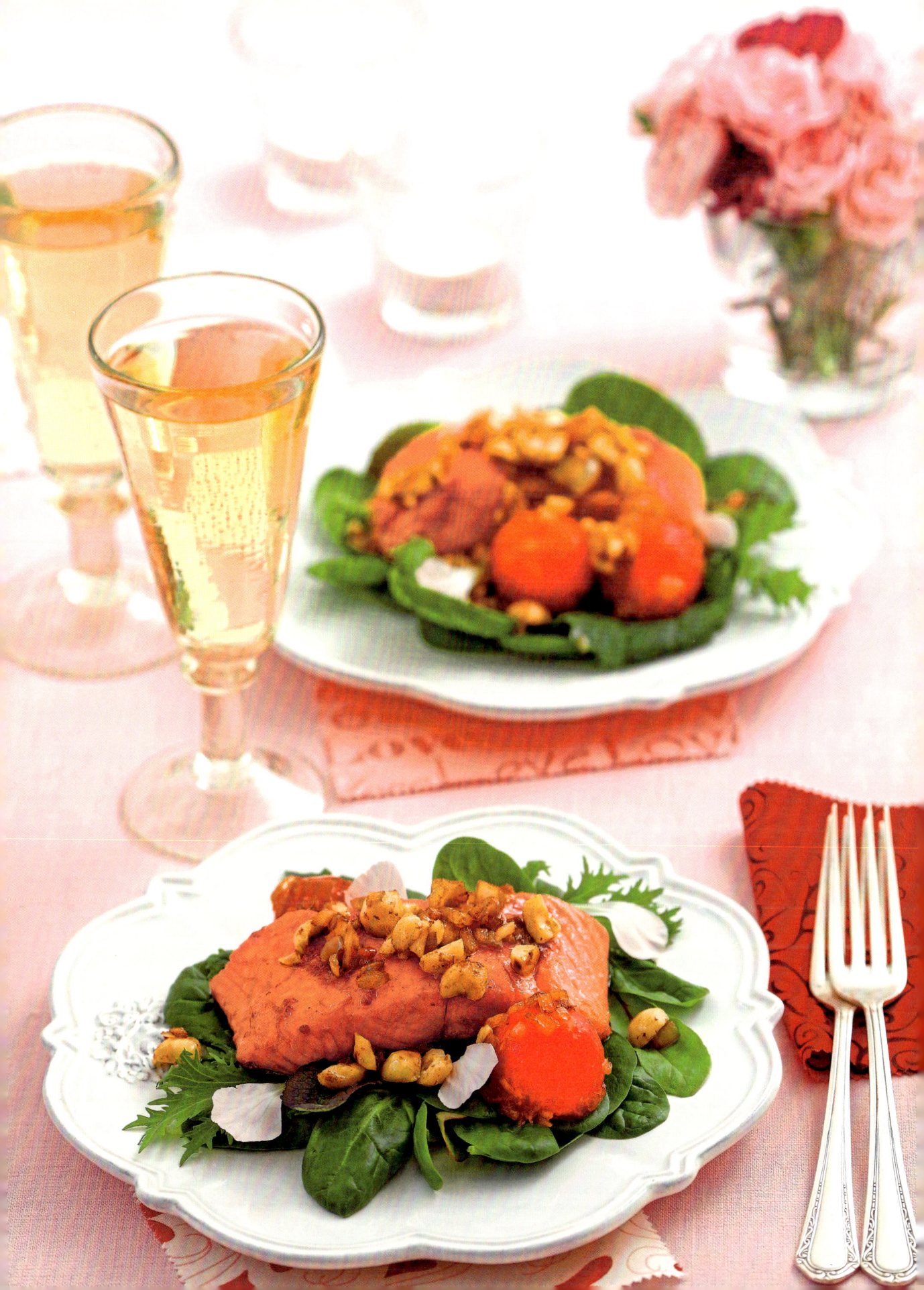

Hauptgerichte mit Fisch

FISCH MIT PETERSILIENKRUSTE IM GEMÜSEBETT

Achten Sie beim Fischkauf auf gute Qualität. Gütesiegel wie MSC oder ASC verweisen auf einen nachhaltigen und umweltschonenden Fischfang.

Für 4 Personen — Zubereitung: 25 Minuten — Garen: etwa 15 Minuten
Schwierigkeitsgrad: leicht

Olivenöl für die Form
2–3 Handvoll Petersilie
120 g Dinkelbrötchen (vom Vortag)
50 g Mozzarella, gerieben
600 g Fischfilet (z.B. Kabeljau, Seelachs)
2 EL Zitronensaft
Salz
2 Zucchini
1 große gelbe Paprikaschote
300 g Kirschtomaten
2 EL Olivenöl
Pfeffer aus der Mühle
3–4 EL weißer Balsamicoessig

Nährwerte pro Portion: 320 kcal/1352 kJ, 31 g EW, 12,3 g F, 18,9 g KH, 2,9 g Bst, 8 mg Chol, 1,5 BE

Den Backofen auf 200 °C (Ober-/Unterhitze) vorheizen. Eine Auflaufform mit Öl auspinseln. Die Petersilie abbrausen und trocken schütteln. Etwa die Hälfte grob hacken und zur Seite legen, den Rest fein hacken. Das Brötchen im Blitzhacker zu Krümeln verarbeiten. In eine Schüssel geben und mit der fein gehackten Petersilie sowie dem Mozzarella gut vermengen. Den Fisch abbrausen, trocken tupfen, mit dem Zitronensaft beträufeln, salzen und in vier gleich große Stücke schneiden. In die Auflaufform legen und die Bröselmischung darauf verteilen sowie andrücken. Im Ofen 10–15 Minuten backen.

In der Zwischenzeit die Zucchini waschen, trocknen, putzen und in etwa 1 cm dicke Scheiben schneiden. Die Paprikaschote waschen, trocknen, von Samen und Scheidewänden befreien und in grobe Stücke schneiden. Die Tomaten waschen und trocknen. Das Öl in eine große, heiße beschichtete Pfanne geben und die Paprikastücke sowie die Zucchinischeiben 2–3 Minuten unter gelegentlichem Schwenken darin braten. Dann die Tomaten und die beiseitegelegte Petersilie untermischen. Mit Salz, Pfeffer und Essig abschmecken. Das Gemüse auf Teller verteilen und den Fisch darauf anrichten. Dazu nach Belieben Blattsalat und Zitronenschnitze reichen.

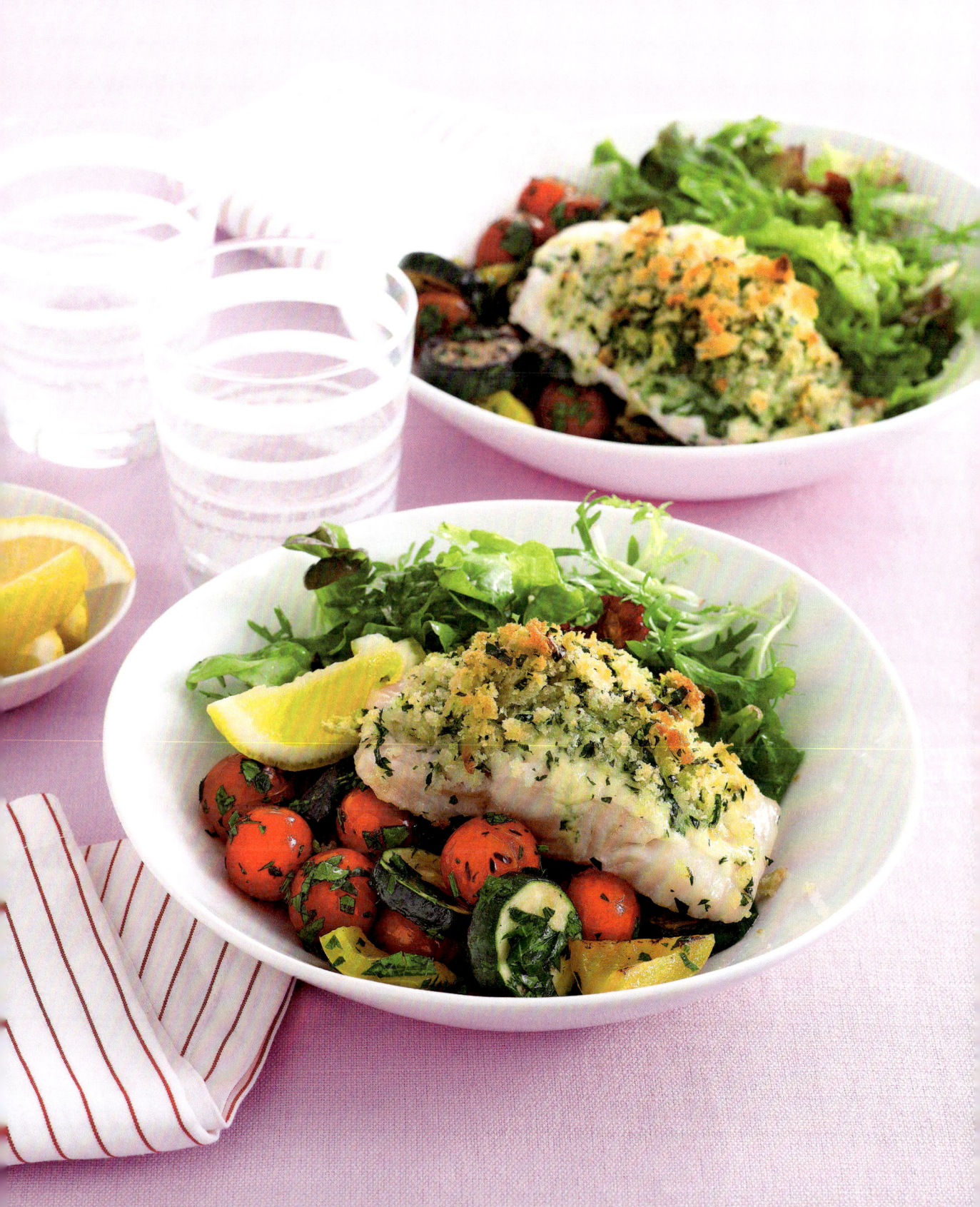

Hauptgerichte mit Fisch

GEBRATENER ZANDER MIT PRINZESSBOHNEN UND LIMETTEN-BÄRLAUCH-SAUCE

Verwenden Sie möglichst Bio-Bärlauch für diese aromatische Sauce.

Für 4 Personen — Zubereitung: 20 Minuten — Garen: etwa 25 Minuten — Schwierigkeitsgrad: leicht

Für den Fisch und die Bohnen

500 g Prinzessbohnen

Salz

4 küchenfertige Zanderfilets (à etwa 180 g)

Pfeffer aus der Mühle

2 EL Olivenöl

1 EL Distelöl

1 EL frisch gehackter Dill

Für die Sauce

2 Schalotten

2 EL Olivenöl

200 ml Fischfond

1 EL Zitronensaft

1 Handvoll Bärlauch

1 unbehandelte Limette

1 TL Estragonsenf

100 g saure Sahne

Salz, Pfeffer aus der Mühle

Nährwerte pro Portion: 460 kcal/1925 kJ, 38,5 g EW, 23,7 g F, 19,8 g KH, 2,8 g Bst, 0,15 mg Chol, 1 BE

Tipp

Dazu passen Salzkartoffeln.

Die Bohnen waschen, putzen und in kochendem Salzwasser etwa 5 Minuten blanchieren, sodass sie noch einen leichten Biss haben. Abseihen, kalt abschrecken und abtropfen lassen. Für die Sauce die Schalotten abziehen, würfeln und in einem Topf in 2 EL heißem Olivenöl glasig anschwitzen. Mit dem Fond und dem Zitronensaft ablöschen. Etwas einkochen lassen. Den Bärlauch abbrausen, trocken schütteln, harte Stiele abzupfen und die Blätter grob schneiden. Die Limette heiß waschen und trocknen, die Schale fein abreiben und den Saft auspressen. Etwas Saft mit dem Abrieb, dem Bärlauch, dem Estragonsenf und der sauren Sahne zur Sauce geben und alles mit dem Stabmixer pürieren. Die Sauce durch ein feines Sieb in einen anderen Topf passieren, nach Bedarf noch etwas einkochen lassen und mit Limettensaft, Salz und Pfeffer abschmecken. Den Fisch abbrausen, trocken tupfen und mit Salz und Pfeffer würzen. In einer heißen, beschichteten Pfanne mit dem Olivenöl erst auf der Hautseite etwa 5 Minuten goldbraun braten. Dann wenden und in 1–2 Minuten gar ziehen lassen. In einer weiteren Pfanne die Bohnen im heißen Distelöl schwenken, den Dill hinzufügen und mit Salz und Pfeffer würzen. Die Bohnen auf Tellern anrichten, die Sauce darübergeben, den Fisch daraufsetzen und servieren.

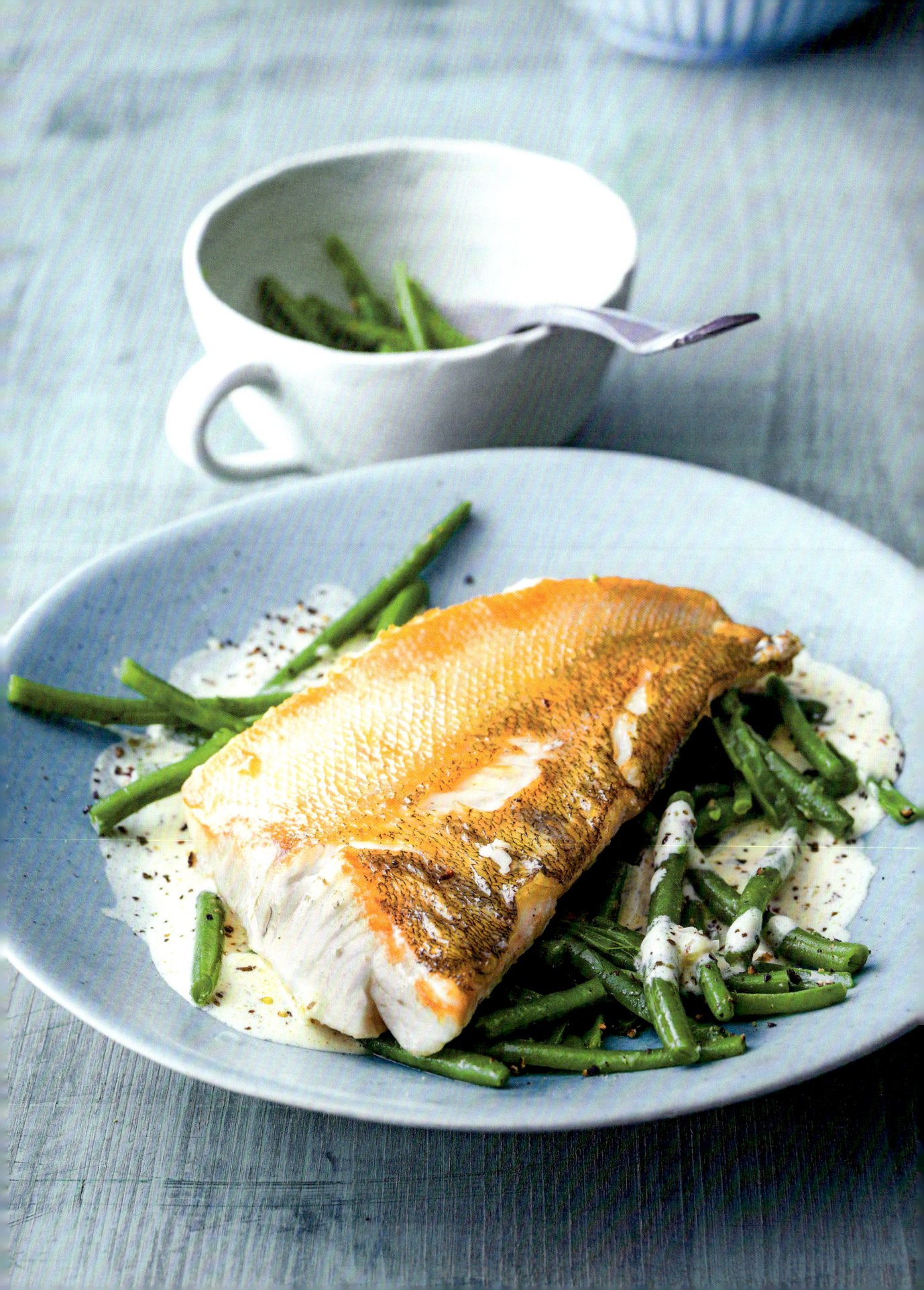

Hauptgerichte mit Fisch

FORELLENFILETS IN PAPRIKAHÜLLE MIT GURKENSALAT

Dank der würzigen Sauce ist das Rezept ein Kandidat für ein Lieblingsgericht!

Für 4 Personen — Zubereitung: 30 Minuten — Garen: etwa 20 Minuten — Schwierigkeitsgrad: leicht

Für den Gurkensalat

4 kleine Gurken

2 kleine rote Schalotten

2 EL Zitronensaft

Salz, Pfeffer aus der Mühle

2 EL Olivenöl

1 EL frisch gehackter Dill

Für die Forellenfilets

8 Forellenfilets mit Haut (à etwa 130 g)

1 Zwiebel

2 rote Paprikaschoten

2 Tomaten

2 EL Olivenöl

2 Knoblauchzehen

Salz, Pfeffer aus der Mühle

Piment d'Espelette

Nährwerte pro Portion: 485 kcal/2035 kJ, 47,7 g EW, 32,5 g F, 0,7 g KH, 0,2 g Bst, 0,15 mg Chol, 0 BE

Hinweis

Dieses Gericht liefert keine blutzuckerrelevanten Kohlenhydrate. Insulinpflichtige Diabetiker sollten eine kohlenhydrathaltige Beilage wie Naturreis, Kartoffeln oder Vollkornbrot dazu essen.

Für den Gurkensalat die Gurken waschen, schälen und in Scheiben schneiden. Die Schalotten abziehen und in Ringe schneiden. Die Gurken mit dem Zitronensaft, Salz, Pfeffer und dem Öl vermengen, dann die Schalotten und den Dill untermischen. Den Salat kurz durchziehen lassen. Die Forellenfilets waschen und trocken tupfen. Die Zwiebel abziehen und grob hacken. Die Paprikaschoten mit dem Sparschäler häuten, von den Samen und Scheidewänden befreien und grob würfeln. Die Tomaten mit kochendem Wasser überbrühen, häuten, vierteln, von den Samen befreien und grob würfeln. Das Gemüse in einen Mixer geben und nicht zu fein pürieren. In einer Pfanne 1 EL Öl erhitzen und die Paprikamischung darin kurz anschwitzen, bis die Flüssigkeit weitgehend verdampft ist. Den Knoblauch abziehen und dazupressen. Die Paprikasauce mit Salz, Pfeffer und Piment d'Espelette würzen und abschmecken. Den Backofen auf 140 °C (Ober-/Unterhitze) vorheizen. In einer zweiten großen ofenfesten Pfanne das restliche Öl (1 EL) erhitzen und die Forellenfilets darin auf der Hautseite etwa 3 Minuten anbraten. Mit Salz und Pfeffer würzen und mit der Paprikasauce bedecken. Den Fisch im Ofen in 5–8 Minuten fertig garen. Herausnehmen, je zwei Forellenfilets auf Tellern anrichten, jeweils etwas Gurkensalat darauf verteilen und servieren. Nach Belieben einen grünen Salat dazu reichen.

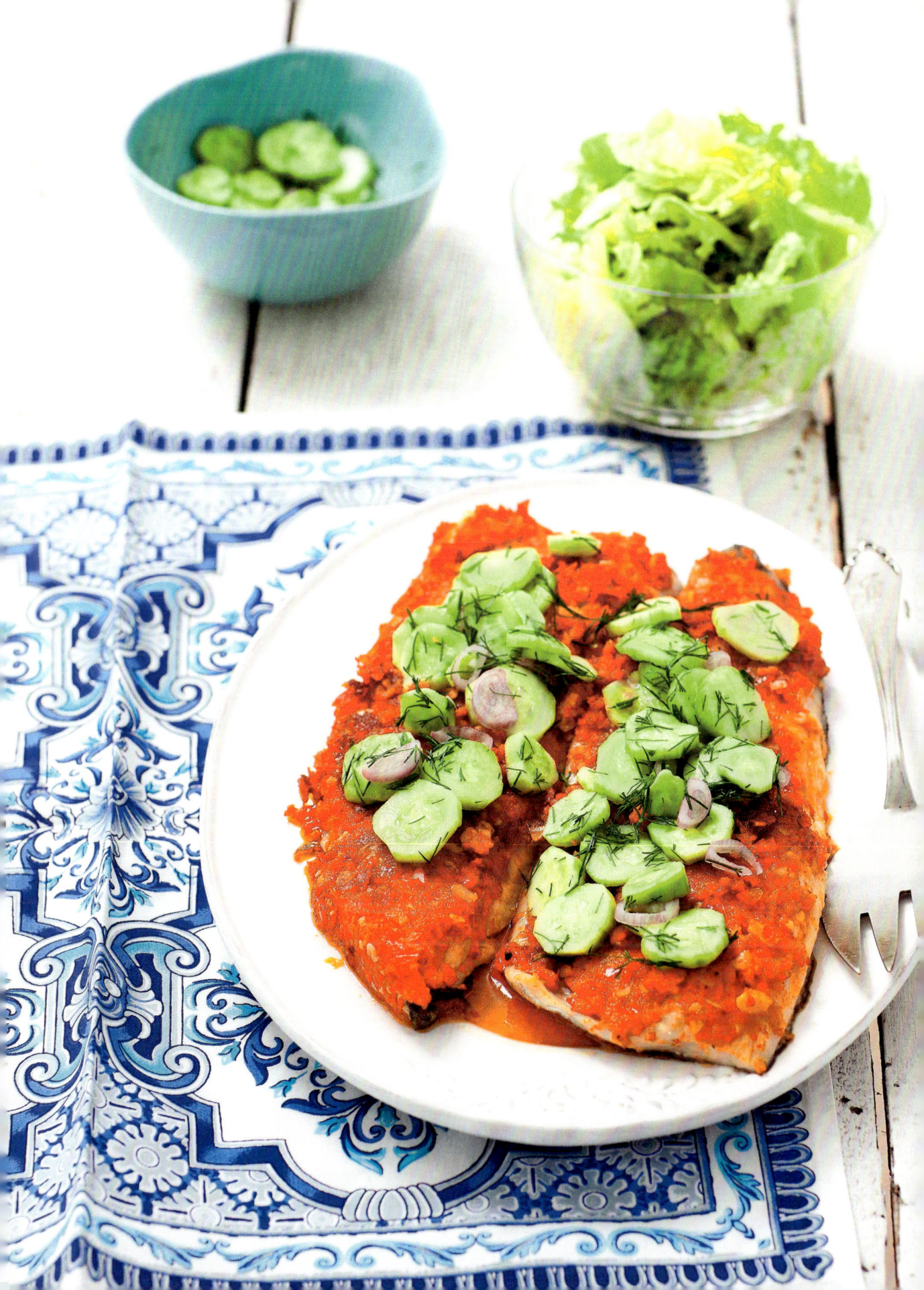

Hauptgerichte mit Fisch

GEFÜLLTE KALMARE VOM GRILL

Tintenfische bringen nur wenige Kalorien auf die Waage und sind daher ein wirklich guter Fang, insbesondere wenn man sie auf dem Grill fettarm zubereitet.

Für 4 Personen — Zubereitung: 25 Minuten — Grillen: 5–6 Minuten — Schwierigkeitsgrad: leicht

12 küchenfertige kleine Tintenfische (à etwa 80 g)
2 Knoblauchzehen
2 Sardellen
1 Zweig Rosmarin
3–4 EL Olivenöl
2–3 EL zerbröseltes Dinkelvollkornbrot
2 Tomaten
1 rote Zwiebel
2 EL frisch gehacktes Koriandergrün
1–2 EL Zitronensaft
Meersalz, Pfeffer aus der Mühle

Nährwerte pro Portion: 343 kcal/1438 kJ, 25,1 g EW, 24,1 g F, 6,2 g KH, 0,06 g Bst, 0,56 mg Chol, 0,5 BE

Tipp

Dazu passt Blatt- oder Tomatensalat und geröstetes Vollkornbrot.

Die Tintenfische waschen, die Tentakel abschneiden, alles putzen und trocken tupfen. Die Tentakel klein schneiden.

Den Knoblauch abziehen und mit den Sardellen in einen Mörser geben. Den Rosmarin abbrausen, trocken tupfen und die Nadeln abzupfen. Zusammen mit 3 EL Öl ebenfalls in den Mörser geben und alles fein zerreiben. Die Masse in eine Schüssel geben, die Tentakelstückchen und die Brotbrösel hinzufügen. Alles gut vermengen. Die Tomaten mit kochendem Wasser überbrühen, kalt abschrecken und häuten. Die Früchte vierteln, von den Samen befreien und klein würfeln. Die Zwiebel abziehen und fein hacken. Beides zusammen mit dem Koriandergrün unter die Bröselmasse mischen und mit Zitronensaft, Salz und Pfeffer würzen.

Die Bröselmasse in die Tintenfischtuben füllen und diese mit Zahnstochern verschließen. Auf dem heißen, geölten Grill rundherum 5–6 Minuten grillen. Auf Tellern anrichten, salzen, pfeffern und servieren.

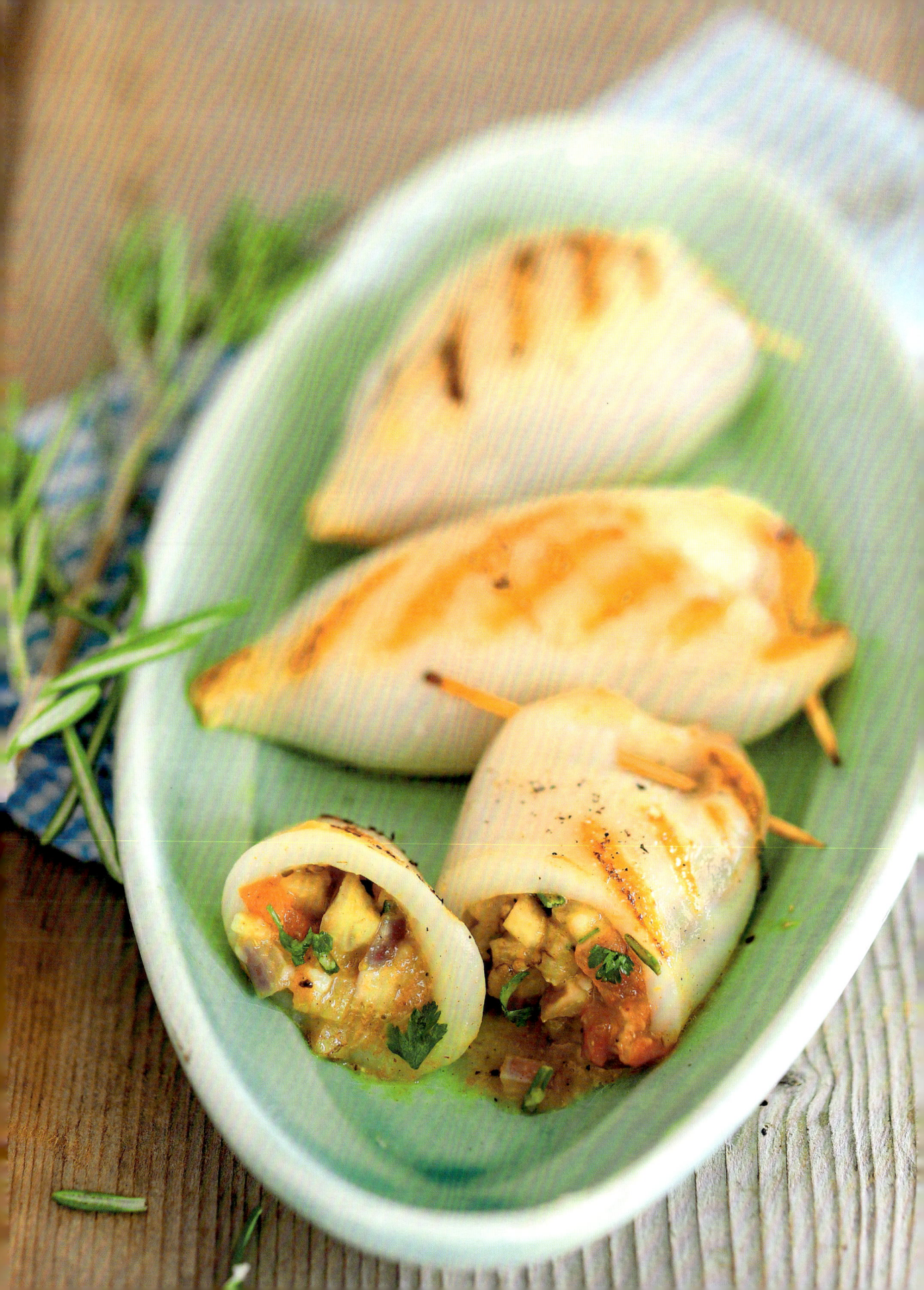

Vegetarische Hauptgerichte

ZUCCHINI-CANNELLONI MIT TOMATENSAUCE

Eine mit Zucchini abgespeckte Variante des Nudel-Klassikers aus Italien.

Für 4 Personen — Zubereitung: 25 Minuten — Garen: 30–35 Minuten — Schwierigkeitsgrad: leicht

Olivenöl für die Pfanne oder Form
4 große Zucchini
100 g Blattgemüse (z.B. Rote-Bete-Blätter, Spinat, Schnittmangold)
Salz
1 Knoblauchzehe
½ Handvoll Basilikum
450 g Ricotta
Pfeffer aus der Mühle
1 Eigelb
abgeriebene Schale von ½ unbehandelten Zitrone
500 g stückige Tomaten aus der Dose
2 Kugeln Mozzarella, gerieben
3 EL Olivenöl zum Beträufeln

Nährwerte pro Portion: 247 kcal/1029 kJ, 13 g EW, 16,3 g F, 10,5 g KH, 0,6 g Bst, 3,4 mg Chol, 1 BE

Den Backofen auf 200 °C (Ober-/Unterhitze) vorheizen. Eine ofenfeste Pfanne oder Form mit Olivenöl auspinseln. Die Zucchini waschen, trocknen, putzen und ringsum von außen nach innen (bis zur Mitte mit den Kernen) in dünne Scheiben schneiden. Den mittleren Teil mit den Kernen anderweitig verwenden oder wegwerfen. Das Blattgemüse waschen, verlesen, von groben Stielen befreien und in kochendem Salzwasser etwa 2 Minuten blanchieren. Anschließend abseihen, kalt abschrecken, gut ausdrücken und grob hacken. Den Knoblauch abziehen und fein hacken. Das Basilikum abbrausen, trocken schütteln und die Blättchen abzupfen. Einige Blätter für die Garnitur beiseitelegen, die übrigen fein hacken. Den Ricotta in eine Schüssel geben und mit Salz, Pfeffer, Knoblauch, Eigelb, Zitronenabrieb, Basilikum und dem gehackten Blattgemüse vermengen. Die Füllung abschmecken. Jeweils 3–4 Zucchinischeiben überlappend auf einer Arbeitsfläche auslegen, 2 EL Ricotta-Gemüse-Füllung daraufgeben und einrollen. Etwas Tomatensauce in die Form geben, die Zucchini-Cannelloni mit der Naht nach unten einlegen. Die übrige Tomatensauce ringsum und darauf verteilen. Alles mit geriebenem Mozzarella bestreuen, mit dem Olivenöl beträufeln und im Ofen 30–35 Minuten backen, bis der Käse geschmolzen und leicht gebräunt ist. Herausnehmen, die Cannelloni mit dem beiseitegelegten Basilikum bestreuen, mit Pfeffer übermahlen und servieren.

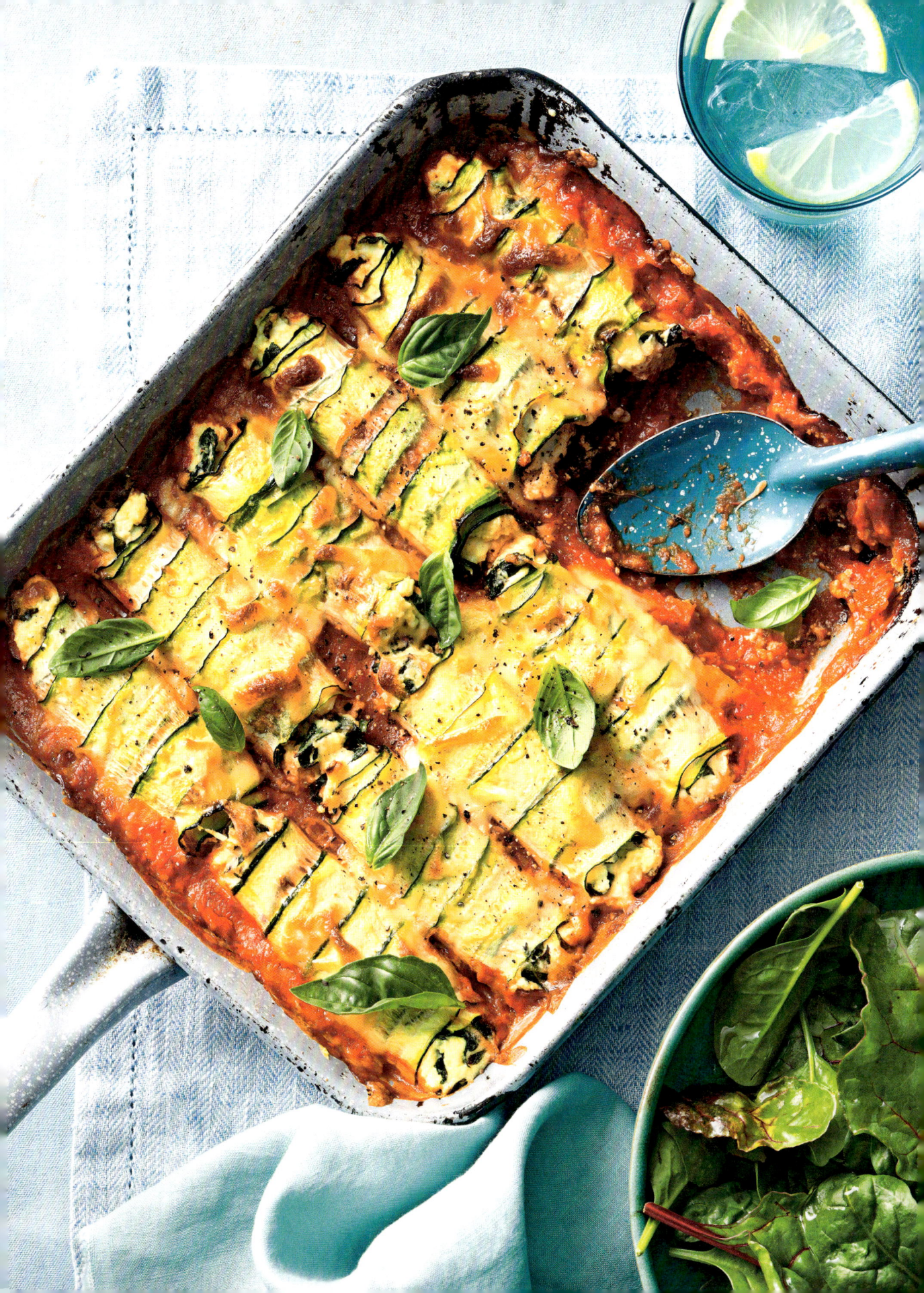

Vegetarische Hauptgerichte

KÜRBIS-ZUCCHINI-AUFLAUF MIT RICOTTA

Sehr bunt und appetitlich präsentiert sich dieser Auflauf. Geröstetes Vollkornbrot passt als Beilage ausgezeichnet dazu und liefert zusätzliche Ballaststoffe.

Für 4 Personen — Zubereitung: 25 Minuten — Garen: etwa 35 Minuten — Schwierigkeitsgrad: leicht

200 g kleine Champignons
2 EL Olivenöl
Salz, Pfeffer aus der Mühle
500 g Kürbisfruchtfleisch (z.B. Muskat oder Butternut)
4 kleine Zucchini
2 Handvoll Babyspinat
4 Stängel frischer Oregano
1 Dose geschälte Tomaten (etwa 800 g)
300 g Ricotta
Oreganoblättchen zum Garnieren

Nährwerte pro Portion: 262 kcal/1098 kJ, 11,9 g EW, 18,4 g F, 10,6 g KH, 2,9 g Bst, 0,08 mg Chol, 0,5 BE

Die Champignons putzen. Das Olivenöl in einer Pfanne erhitzen und die Champignons darin leicht bräunen. Salzen, pfeffern, aus der Pfanne nehmen und beiseitestellen. Das Kürbisfruchtfleisch würfeln und in kochendem Salzwasser 6–8 Minuten vorgaren. Dann abseihen und abtropfen lassen. Die Zucchini waschen, trocknen, putzen und längs vierteln. In einer Grillpfanne braten, bis die Zucchini ein Grillmuster bekommen haben. Den Spinat waschen und trocken schütteln, den Oregano ebenfalls waschen, trocken schütteln und die Blätter von den Stängeln zupfen.

Den Backofen auf 180 °C (Umluft) vorheizen. In einer Schüssel das vorbereitete Gemüse und den Oregano vermengen, salzen und pfeffern, dann in einer Auflaufform verteilen. Den Saft der Dosentomaten über das Gemüse gießen, die Tomaten hacken und zusammen mit dem Ricotta darüber verteilen. Den Auflauf im Backofen etwa 25 Minuten garen. Herausnehmen und mit frischem Oregano bestreut servieren.

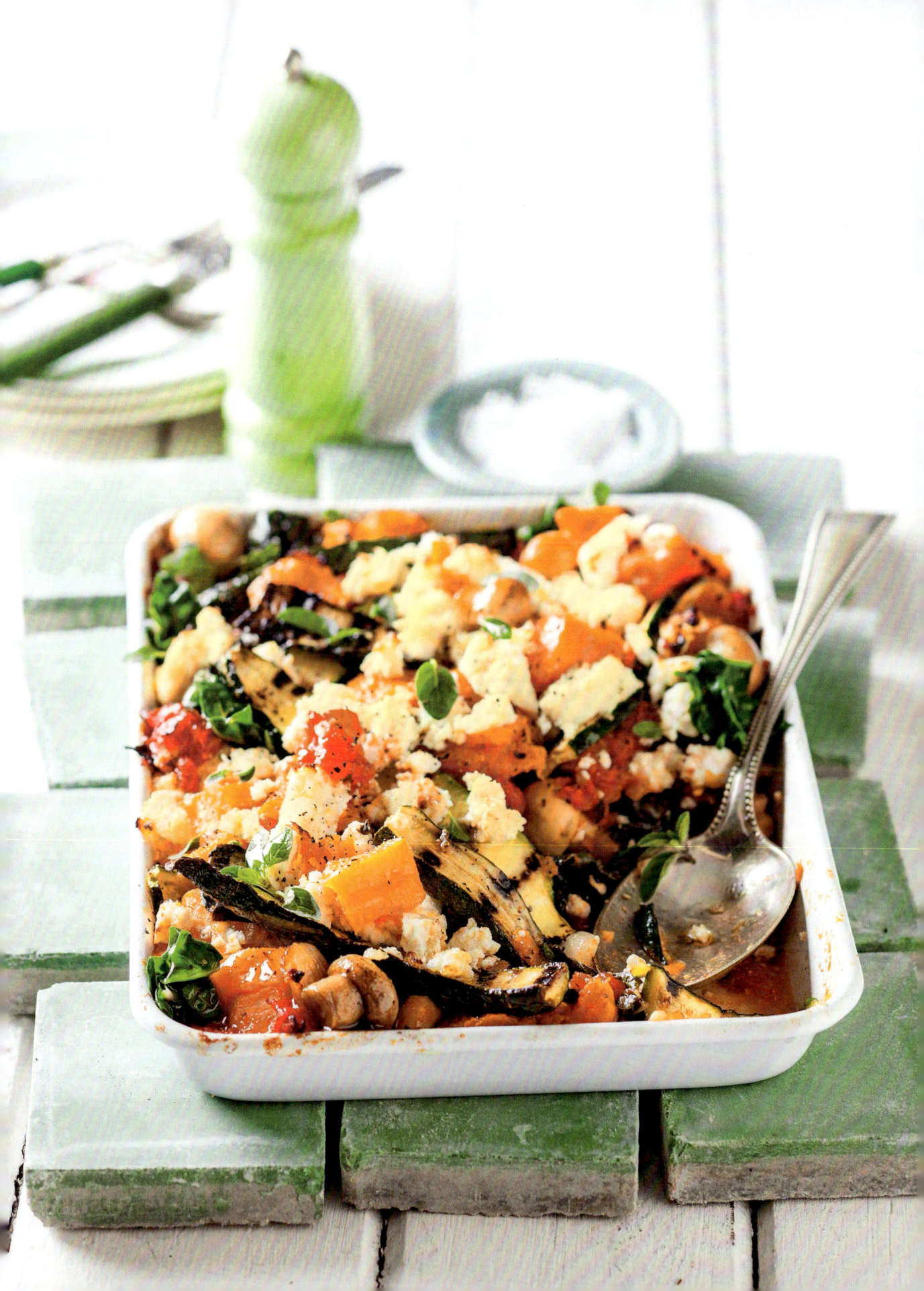

Vegetarische Hauptgerichte

GEFÜLLTE AUBERGINEN MIT ORZO, TOMATEN UND FETA

Klein wie ein Reiskorn ist Orzo, eine Pastavariante aus Italien.

Für 4 Personen — Zubereitung: 30 Minuten — Garen: etwa 35 Minuten — Schwierigkeitsgrad: leicht

2 mittelgroße Auberginen
Salz
1 kleine Knolle Fenchel
2 Frühlingszwiebeln
200 g Vollkorn-Orzo (kleine Nudeln in Reisform)
1 kleine gelbe Paprikaschote
1 Knoblauchzehe
2 Handvoll Brunnenkresse
50 ml Olivenöl
Pfeffer aus der Mühle
1 Prise gemahlener Kreuzkümmel
2–3 EL Zitronensaft
200 g Feta
4 Tomaten

Nährwerte pro Portion: 424 kcal/1780 kJ, 14,1 g EW, 25,6 g F, 34,2 g KH, 0,3 g Bst, 34 mg Chol, 3 BE

Die Auberginen waschen, trocknen, längs halbieren und kreuzförmig einschneiden. Mit Salz bestreuen und zur Seite stellen. Den Fenchel waschen, trocknen, putzen und in schmale Scheiben schneiden. Die Frühlingszwiebeln waschen, trocknen, putzen und in Röllchen schneiden. Beides zusammen mit dem Orzo in kochendem Salzwasser bissfest garen. Danach durch ein feines Sieb abgießen.

Den Backofen auf 200 °C (Ober-/Unterhitze) vorheizen. Die Paprikaschote waschen, trocknen, von Samen und Scheidewänden befreien und sehr klein würfeln. Den Knoblauch abziehen. Die Brunnenkresse waschen, einige Blättchen zum Garnieren beiseitelegen, den Rest fein hacken. Die Auberginen mit etwas Öl bepinseln, in eine Bratreine setzen und etwa 10 Minuten backen.

Währenddessen die Paprika, die Brunnenkresse und den durchgepressten Knoblauch mit dem Gemüse-Orzo vermischen. Das restliche Öl dazugeben und mit Pfeffer, Kreuzkümmel und Zitronensaft würzen. Den Feta zerkrümeln und daruntermischen. Die Tomaten waschen, trocknen und Scheiben schneiden. Die Orzo-Mischung auf die Auberginen verteilen und die Tomatenscheiben darauflegen. Etwa 15 Minuten weiterbacken, dann herausnehmen. Kurz abkühlen lassen und mit der beiseitegelegten Brunnenkresse garniert servieren.

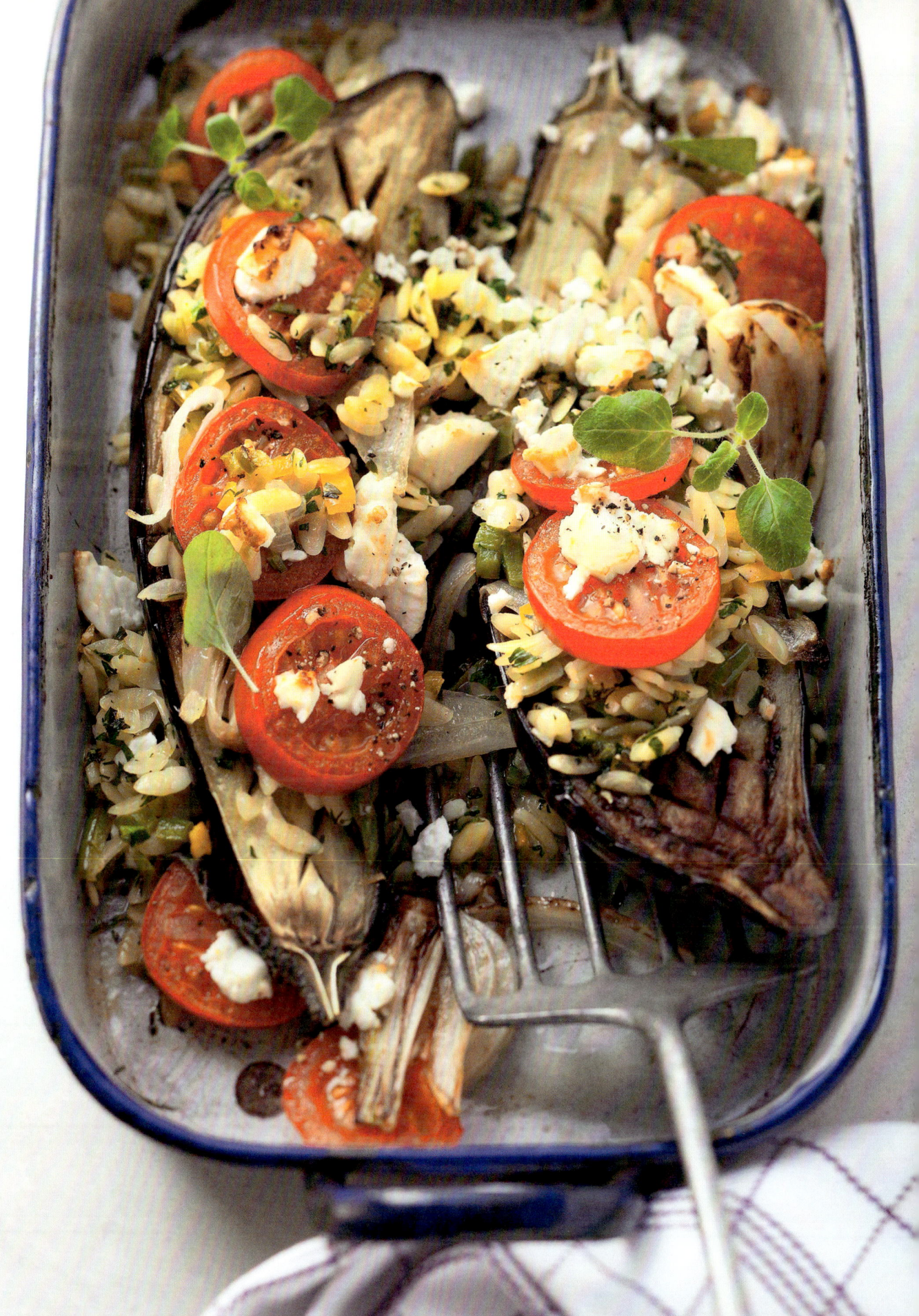

vegan — Vegetarische Hauptgerichte

GEMÜSEFRIKADELLEN

Ob mit Dip oder Salat als Beilage, Gemüsefrikadellen schmecken einfach immer. Nährstoffreiches Kichererbsenmehl ersetzt hier herkömmliches Mehl als Bindemittel.

Für 4 Personen — Zubereitung: 15 Minuten — Braten: etwa 12 Minuten
Schwierigkeitsgrad: leicht

500 g vorwiegend festkochende Kartoffeln
2 Karotten
1 Zucchini
1 EL Kichererbsenmehl
Salz
frisch geriebene Muskatnuss
etwa 6 EL Weizenkeimöl zum Braten
1 unbehandelte Zitrone
Rucolablätter zum Garnieren

Nährwerte pro Portion: 306 kcal/1283 kJ, 3,1 g EW, 22,7 g F, 21,2 g KH, 2,16 g Bst, 0,68 mg Chol, 2 BE

Die Kartoffeln und die Karotten schälen, die Zucchini waschen, trocknen und putzen. Das Gemüse auf einer Küchenreibe raspeln und in einer Schüssel mit dem Kichererbsenmehl vermischen. Mit Salz und Muskat würzen.

In einer Pfanne das Öl erhitzen. Aus der Kartoffelmasse kleine, flache Frikadellen formen und im heißen Fett von jeder Seite etwa 6 Minuten braten.

In der Zwischenzeit die Zitrone waschen und in Spalten schneiden. Die Frikadellen auf Tellern anrichten und mit Rucola und den Zitronenspalten garnieren.

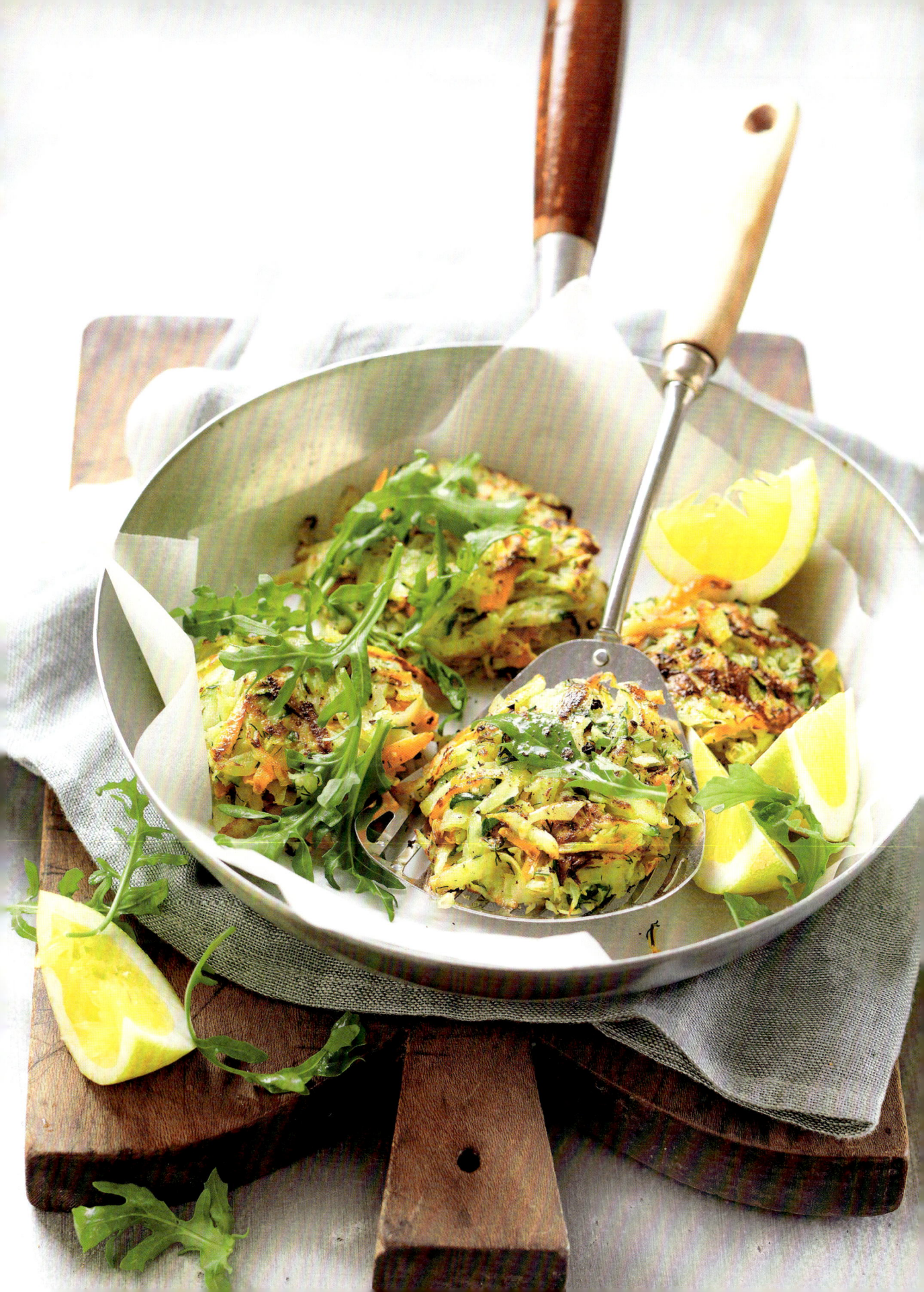

Vegetarische Hauptgerichte

SCHWARZWURZELQUICHE MIT ZIEGENKÄSE

Der »Winterspargel« verdient eine kulinarische Renaissance!

**Für 1 Springform (26 cm ø) bzw. für 8 Stück — Zubereitung: 1 Stunde — Ruhen: etwa 1 Stunde
Garen: etwa 1 Stunde 10 Minuten — Schwierigkeitsgrad: mittel**

Für den Boden

200 g Dinkelvollkornmehl
2 TL Salz
1 TL getrockneter Rosmarin
1 Ei
150 g Pflanzenmargarine
Mehl zum Arbeiten

Für den Belag

3 EL Obstessig
600 g Schwarzwurzeln
1 große Stange Lauch
170 g Kirschtomaten
200 g Ziegenkäse (Rolle)
220 g saure Sahne
3 Eier
½ TL gemahlener Kümmel
½ TL gemahlener Koriander
Salz, Pfeffer aus der Mühle

Nährwerte pro Stück: 336 kcal/1409 kJ, 8,2 g EW, 25,5 g F, 11 g KH, 15 g Bst, 3 mg Chol, 0,5 BE

Für den Boden das Mehl mit dem Salz und dem Rosmarin mischen und auf die Arbeitsfläche häufeln. Eine Mulde eindrücken, das Ei hineingeben und die Margarine am Rand in Stückchen verteilen. Alles mit einer Teigkarte zu Krümeln hacken und anschließend rasch zu einem glatten Teig verkneten. Bei Bedarf noch etwas kaltes Wasser einarbeiten. Den Teig in Klarsichtfolie wickeln und im Kühlschrank etwa 1 Stunde ruhen lassen. Inzwischen für den Belag 2 EL Essig mit reichlich Wasser in eine Schüssel geben. Die Schwarzwurzeln unter fließendem Wasser schälen, längs halbieren, in 5–6 cm lange Stücke schneiden und ins Essigwasser legen. In einem Topf Salzwasser mit dem restlichen Essig (1 EL) zum Kochen bringen und die Schwarzwurzeln darin 5 Minuten garen. Anschließend abseihen und gut abtropfen lassen. Den Lauch waschen, trocknen, putzen und in längliche Stücke schneiden. Die Tomaten waschen, trocknen und halbieren. Den Ziegenkäse in Scheiben schneiden.

Den Backofen auf 200 °C (Ober-/Unterhitze) vorheizen. Die Springform mit Backpapier auskleiden. Den Teig auf der bemehlten Arbeitsfläche rund ausrollen und die Form damit auskleiden. Dabei einen Rand hochziehen und überstehenden Teig abschneiden. Den Boden mit einer Gabel mehrmals einstechen. Die saure Sahne mit den Eiern, Kümmel, Koriander, Salz und Pfeffer verquirlen. Die Schwarzwurzeln, den Lauch und die Tomaten abwechselnd in die Form schichten. Den Eierguss darübergießen und die Ziegenkäsescheiben darauf verteilen. Im Ofen etwa 1 Stunde backen. Gegebenenfalls zum Ende der Garzeit mit Alufolie abdecken, um zu starkes Bräunen zu verhindern. Herausnehmen und nach Belieben heiß oder lauwarm servieren.

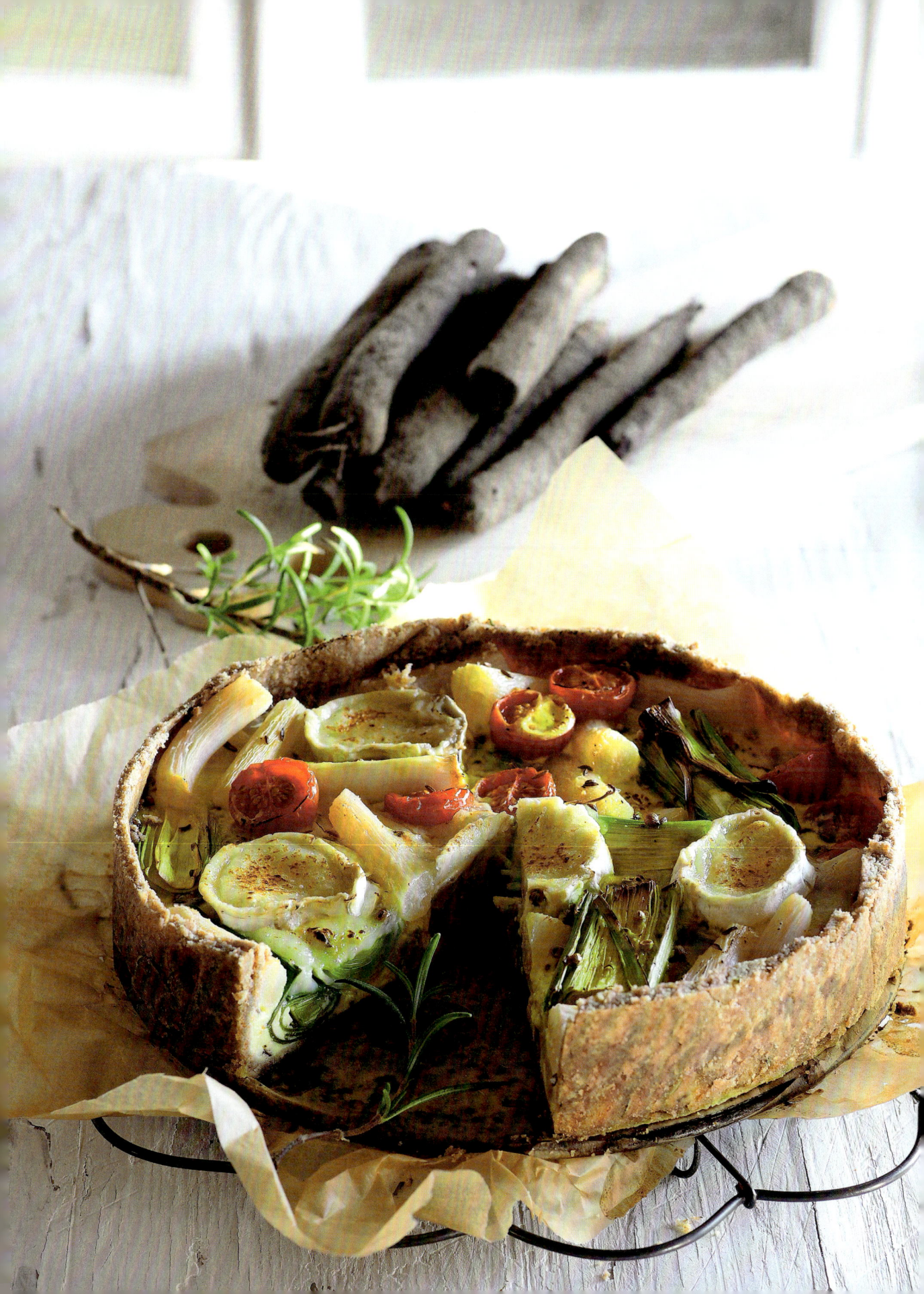

Vegetarische Hauptgerichte

BROKKOLISTRUDEL

Die leichte Schärfe des Rettichs ist in der Füllung das Tüpfelchen auf dem i.

**Für 1 Strudel bzw. für 4 Personen — Zubereitung: 1 Stunde — Ruhen: etwa 30 Minuten
Garen: etwa 35 Minuten — Schwierigkeitsgrad: mittel**

Für den Teig

100 g Dinkelvollkornmehl
1 EL Rapsöl
1 Prise Salz
Rapsöl zum Bestreichen
Mehl zum Arbeiten

Für die Füllung

600 g Brokkoli
Salz
150 g Rettich
40 g Pistazienkerne
100 g saure Sahne
Pfeffer aus der Mühle
1–2 TL Zitronensaft
100 g Mozzarella, gerieben
2 EL Olivenöl zum Bestreichen

Nährwerte pro Portion: 468 kcal/1963 kJ, 18,8 g EW, 33,1 g F, 22 g KH, 7,5 g Bst, 32 mg Chol, 2 BE

Für den Teig das Mehl mit dem Öl, dem Salz und 60 ml Wasser in einer Rührschüssel zu einem glatten, geschmeidigen Teig verkneten. Bei Bedarf noch ein wenig Mehl oder Wasser ergänzen. Den Teig herausnehmen und mindestens 5 Minuten kräftig auf der Arbeitsfläche durchkneten. Anschließend dünn mit Rapsöl bepinseln und mit einer heiß ausgespülten Schüssel abdecken. Etwa 30 Minuten ruhen lassen. Inzwischen für die Füllung den Brokkoli waschen, putzen und in kleine Röschen teilen; den Strunk schälen und klein würfeln. Die Röschen samt Strunk in kochendem Salzwasser etwa 4 Minuten bissfest blanchieren, dann abseihen, abschrecken und gut abtropfen lassen. Den Rettich schälen, längs in dünne Scheiben hobeln und diese in schmale Streifen schneiden. Die Pistazien grob hacken. Den Brokkoli in einer Schüssel mit dem Mozzarella, den Pistazien und dem Rettich vermengen. Die saure Sahne mit Salz, Pfeffer und Zitronensaft verrühren. Den Backofen auf 200 °C (Ober-/Unterhitze) vorheizen und ein Backblech mit Backpapier belegen. Den Teig auf einem mit Mehl bestaubten Küchentuch zu einem möglichst dünnen Rechteck ausrollen. Zum Schluss über die Handrücken hauchfein ausziehen, sodass das Muster des Küchentuchs durch den Teig sichtbar wird. Falls der Teig reißen sollte, einfach mit etwas Teig vom Rand »flicken«. Den Teig dünn mit Olivenöl bepinseln und die saure Sahne auf der unteren Hälfte verstreichen. Die Brokkolimischung darauf verteilen. Die Unterseite und die Ränder einschlagen und mithilfe des Tuchs aufrollen. Den Strudel mit der Nahtseite nach unten auf das Backblech legen und mit etwas Olivenöl bestreichen. Im Ofen in etwa 30 Minuten goldbraun backen.

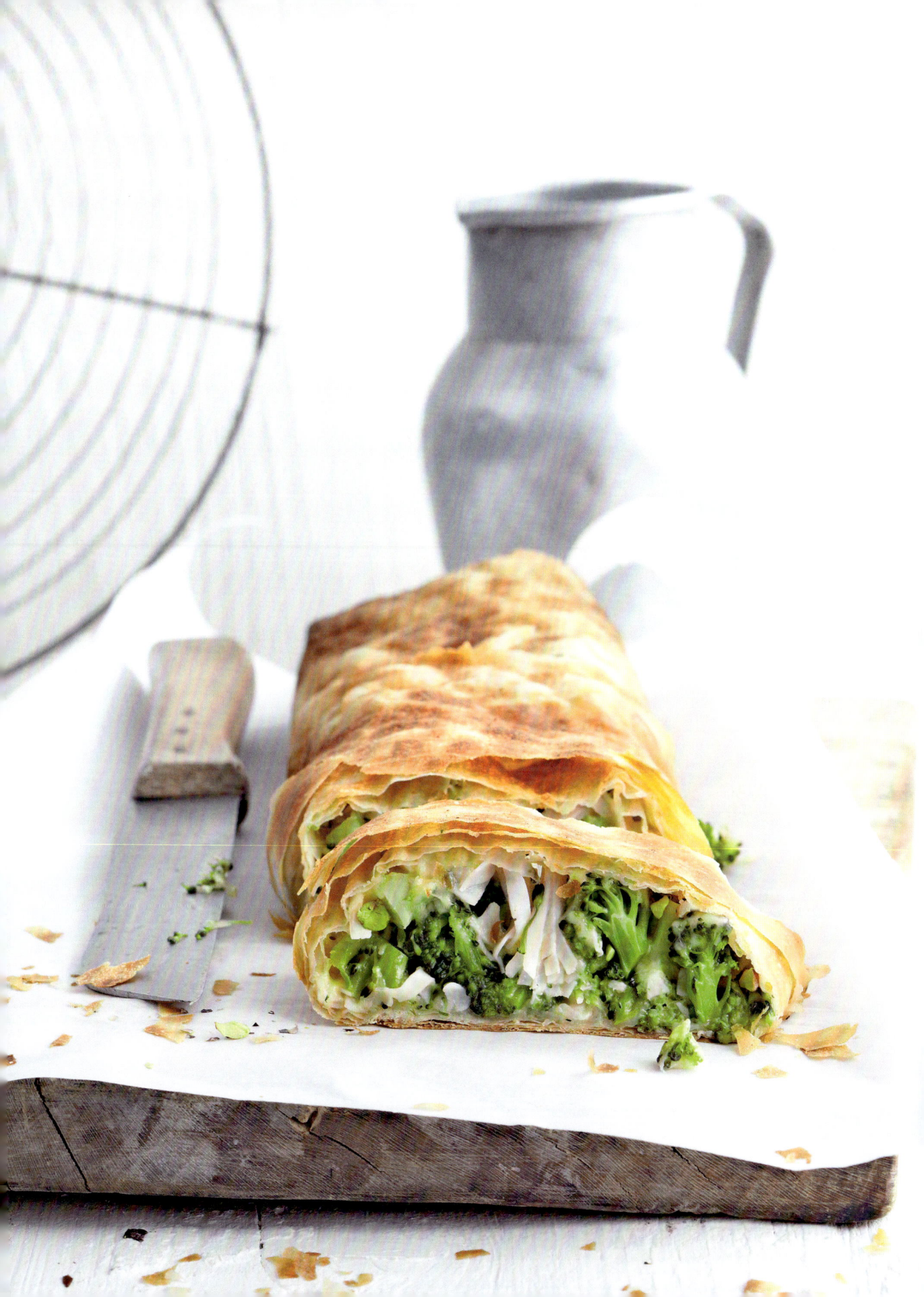

vegan — *Vegetarische Hauptgerichte*

TOFUBÄLLCHEN MIT MANDELSAUCE

Tofu, die weißliche Masse aus Sojabohnen, Wasser und Mineralsalz, hat wenig Eigengeschmack und verträgt kräftiges Würzen. Verwenden Sie am besten Bio-Qualität!

Für 4 Personen — Zubereitung: 45 Minuten — Garen: etwa 15 Minuten — Schwierigkeitsgrad: leicht

1 Zwiebel
150 g Steinpilze
4 EL Olivenöl
500 g mittelfester Tofu
2 EL Ei-Ersatzpulver
2 EL Kichererbsenmehl
1 Spritzer Zitronensaft
Salz, Pfeffer aus der Mühle
2 Knoblauchzehen
200 ml Mandelmilch
150 ml Gemüsebrühe
200 g Champignons
Petersilienblätter zum Garnieren

Nährwerte pro Portion: 407 kcal/1702 kJ, 25,6 g EW, 26,8 g F, 13,5 g KH, 5,3 g Bst, 0,15 mg Chol, 1 BE

Die Zwiebel abziehen und fein hacken. Die Steinpilze putzen und klein würfeln. Zusammen mit der Zwiebel in einer heißen Pfanne in 1 EL Öl 4–5 Minuten anschwitzen. In eine Schüssel geben und abkühlen lassen. Den Tofu mit einer Gabel fein zerdrücken. Das Ei-Ersatzpulver nach Herstellerangaben mit Wasser anrühren, dann mit dem Tofu und dem Kichererbsenmehl unter die Steinpilze mischen. Bei Bedarf mehr Kichererbsenmehl hinzufügen – es sollte eine formbare Masse entstehen. Mit Zitronensaft, Salz und Pfeffer abschmecken und daraus zwölf kleine Bällchen formen.

Für die Sauce den Knoblauch abziehen und fein hacken. Mit der Mandelmilch und der Brühe in einem kleinen Topf aufkochen und einige Minuten einköcheln lassen. Mit Salz und Pfeffer würzen.

Die Tofubällchen in einer heißen Pfanne in 2 EL Öl rundherum etwa 5 Minuten goldbraun braten. Die Champignons putzen und in feine Scheiben schneiden. Im restlichen Öl (1 EL) in einer zweiten heißen Pfanne goldbraun braten.

Die Champignons auf tiefen Tellern anrichten und je drei Tofubällchen daraufsetzen. Die Sauce kurz aufschäumen, über die Bällchen geben und mit grob gezupfter Petersilie bestreut servieren.

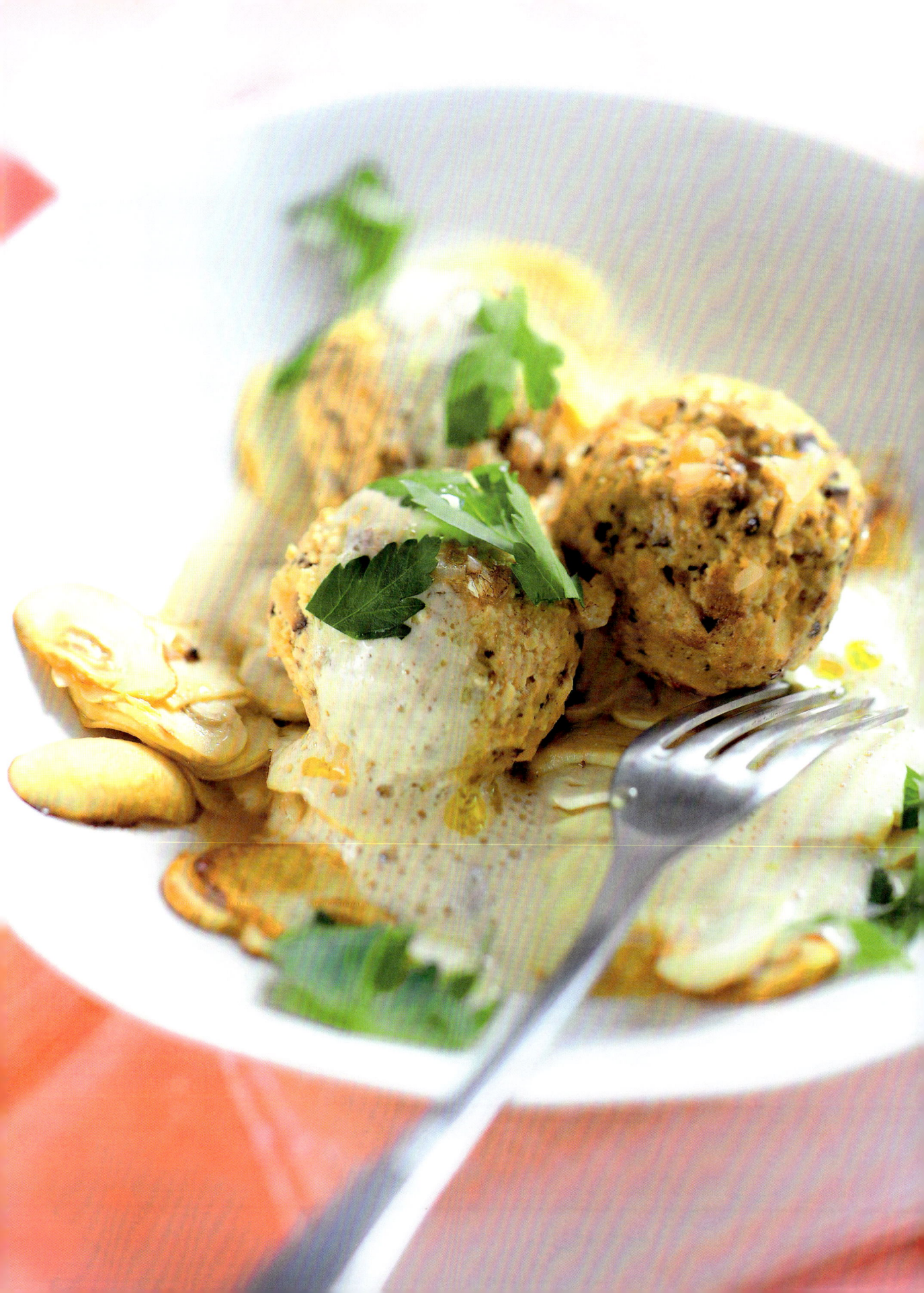

Vegetarische Hauptgerichte

ROTE-BETE-OMELETT MIT RUCOLA

Auf dem Omelett setzt die Rote Bete farbliche Akzente, aber sie kann noch mehr: Das kalorienarme und sehr schmackhafte Gemüse hilft auch beim Abnehmen.

Für 4 Personen — Zubereitung: 15 Minuten — Garen: etwa 20 Minuten — Schwierigkeitsgrad: leicht

100 g Rucola
500 g Rote Bete (gegart und vakuumverpackt)
4 Frühlingszwiebeln
12 Eier
50 ml Milch (1,5 % Fett)
4 EL geriebener Mozzarella
Salz, Pfeffer aus der Mühle
4 EL Olivenöl
180 g Feta

Nährwerte pro Portion: 372 kcal/1558 kJ, 12,7 g EW, 29,6 g F, 11,9 g KH, 3,4 g Bst, 49 mg Chol, 1 BE

Tipp

Schneller geht's, wenn mit zwei kleinen Pfannen gleichzeitig gearbeitet wird.

Den Rucola verlesen, waschen, trocken schleudern und etwa ein Drittel davon klein schneiden; den Rest beiseitelegen. Die Roten Beten würfeln. Die Frühlingszwiebeln putzen, waschen, trocknen, in feine Ringe schneiden und ein wenig davon zum Garnieren zur Seite legen. Die Eier mit der Milch, dem Mozzarella, Salz und Pfeffer verquirlen. Den zerkleinerten Rucola unterrühren.

Den Backofen auf 100 °C (Umluft) vorheizen. In einer kleinen Pfanne 1 EL Öl erhitzen und ein Viertel der Frühlingszwiebeln darin glasig braten. Ein Viertel der Roten Beten dazugeben und mit einem Viertel der Eiermasse begießen. Etwa 5 Minuten bei mittlerer Temperatur stocken lassen, dann das Omelett auf einen Teller gleiten lassen und im Ofen warm halten. Aus den übrigen Zutaten auf die gleiche Weise drei weitere Omeletts zubereiten.

Zum Servieren den Feta über die Omeletts bröckeln und mit dem beiseitegelegten Rucola und den restlichen Frühlingszwiebeln bestreuen.

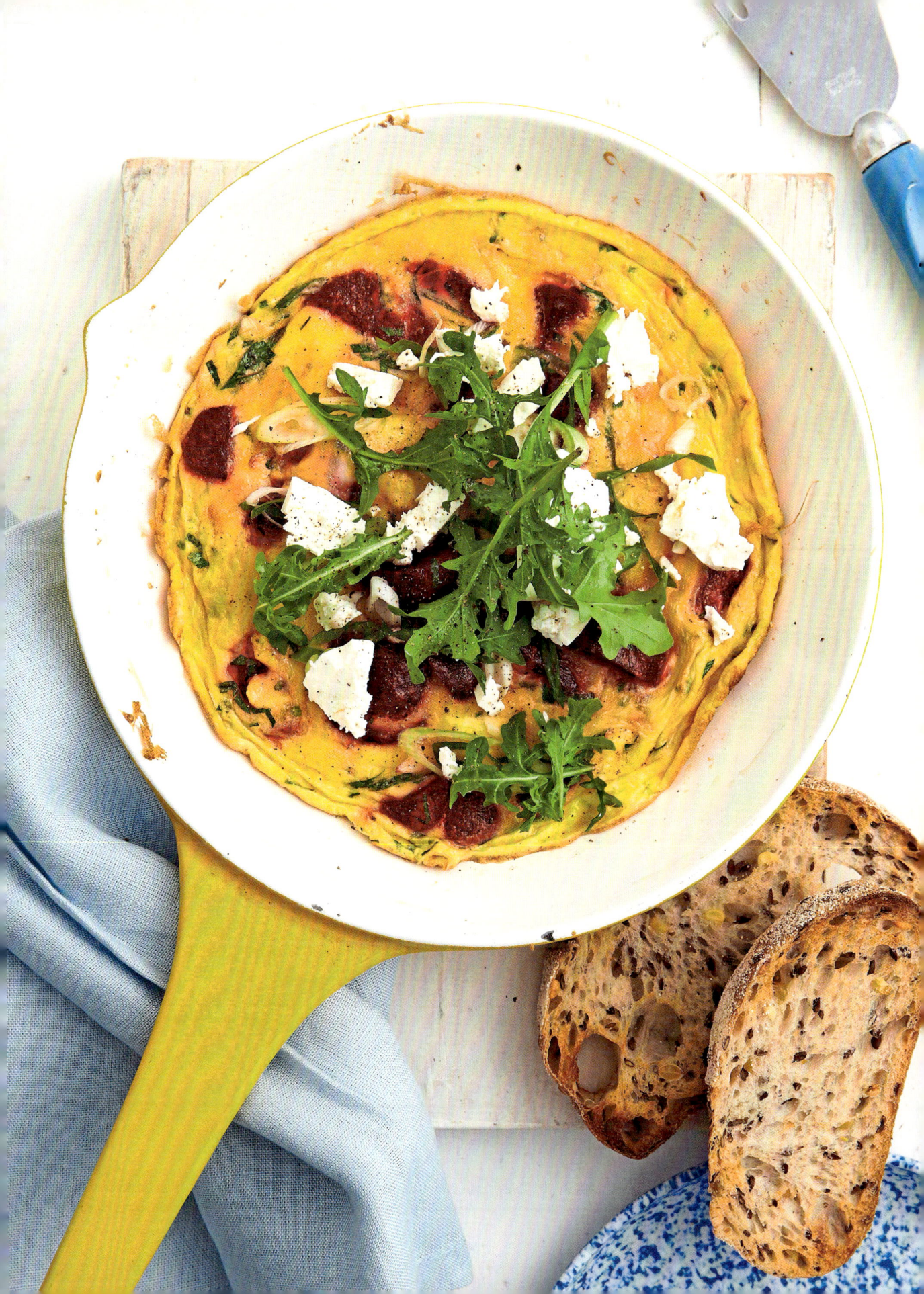

Vegetarische Hauptgerichte

GEBRATENER HALLOUMI AUF ZUCCHINISALAT MIT PAPAYA-TOMATEN-SALSA

Der zypriotische Käse aus Kuh-, Schaf- und Ziegenmilch, der beim Kauen quietscht, eignet sich aufgrund seiner festen Struktur hervorragend zum Braten und Grillen.

Für 4 Personen — Zubereitung: 25 Minuten — Marinieren: etwa 20 Minuten
Braten: etwa 10 Minuten — Schwierigkeitsgrad: leicht

Für den Zucchinisalat
500 g Zucchini
2 Schalotten
2 EL Zitronensaft
3 EL Olivenöl
1 TL gehackte Minze
Salz, Pfeffer aus der Mühle

Für die Salsa
250 g Papayafruchtfleisch, geschält und entkernt
500 g Roma-Tomaten
1 rote Zwiebel
4 Stängel Koriandergrün
1 rote Chilischote
2 TL Zitronensaft
Salz, Pfeffer aus der Mühle

Außerdem
500 g Halloumi
Salz, Pfeffer aus der Mühle
2 EL Olivenöl

Nährwerte pro Portion: 605 kcal/2538 kJ, 24 g EW, 48,9 g F, 14,3 g KH, 4,4 g Bst, 0,2 mg Chol, 1 BE

Für den Salat die Zucchini waschen, trocknen und grob raspeln. Die Schalotten abziehen und fein würfeln. Beides in einer Schüssel mit dem Zitronensaft, dem Öl und der Minze vermengen und etwa 20 Minuten ziehen lassen. Mit Salz und Pfeffer abschmecken.

Für die Salsa die Papaya fein würfeln. Die Tomaten waschen, halbieren, von den Samen befreien und in kleine Würfel schneiden. Die Zwiebel abziehen und fein hacken. Das Koriandergrün waschen, trocken schütteln und hacken. Die Chilischote waschen, von den Samen befreien und fein würfeln. Kurz vor dem Servieren alle Zutaten in einer Schüssel vermengen, mit Zitronensaft, Salz und Pfeffer würzen und abschmecken.

Den Halloumi in Scheiben schneiden, mit Salz und Pfeffer würzen und in einer Pfanne im heißen Olivenöl von beiden Seiten goldbraun braten. Den Halloumi auf dem Zucchinisalat anrichten und die Salsa darüber verteilen.

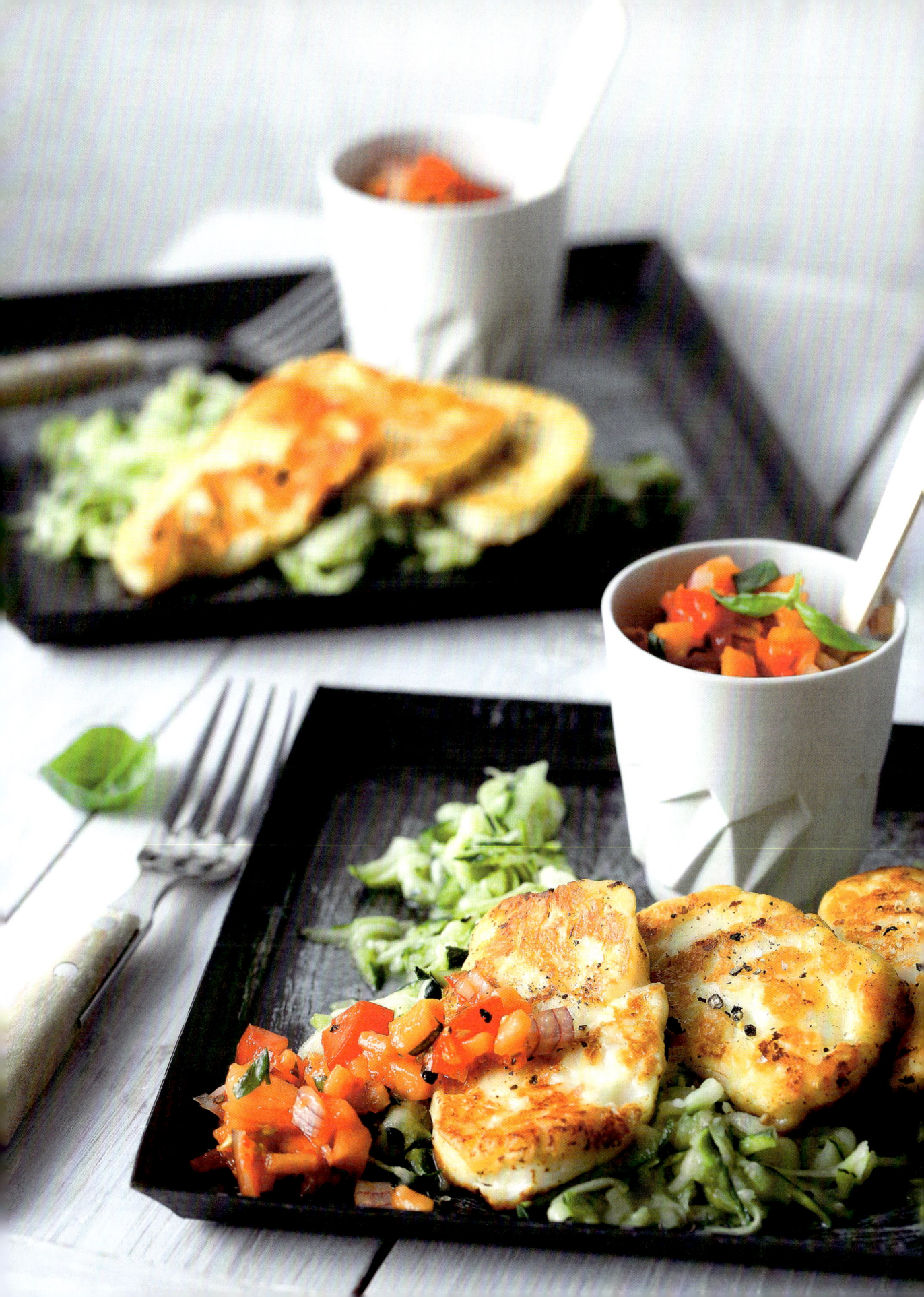

GEWÜRZTER APFELKUCHEN

Gesüßt wird hier mit Kokosblütenzucker. Dieser hat einen niedrigen glykämischen Index und verhindert dadurch starke Blutzuckerschwankungen.

Für 1 Springform (24 cm Ø) bzw. für 12 Stück — Zubereitung: 40 Minuten
Backen: 45–50 Minuten — Schwierigkeitsgrad: leicht

1 EL Weizenkeimöl und gemahlene Haselnüsse für die Form
2–3 säuerliche unbehandelte Äpfel
2–3 EL Zitronensaft
220 g Dinkelvollkornmehl
2 TL Backpulver
1 Prise Salz
175 g Pflanzenmargarine
5 Eier
150 g Kokosblütenzucker
1 TL gemahlener Zimt
1 Msp. gemahlener Piment
1 Prise gemahlene Nelken
75 g Haferflocken
100 g Haselnüsse, gehackt

Nährwerte pro Stück: 282 kcal/1180 kJ, 4,7 g EW, 16,3 g F, 27 g KH, 3 g Bst, 1,6 mg Chol, 2,5 BE

Den Backofen auf 180 °C (Ober-/Unterhitze) vorheizen. Die Form ausfetten und mit den gemahlenen Nüssen ausstreuen. Die Äpfel waschen, trocknen und in schmale Spalten schneiden. Mit dem Zitronensaft beträufeln.

In einer Schüssel das Mehl mit dem Backpulver und dem Salz mischen. In einer Rührschüssel die Margarine cremig rühren. Nach und nach die Eier und den Kokosblütenzucker dazugeben und mit dem Handrührgerät weißschaumig schlagen. Die Gewürze, die Haferflocken und die gehackten Nüsse hinzufügen und untermischen. Zum Schluss die Mehlmischung rasch unterrühren.

Den Teig in die Form geben, glatt streichen und mit den Äpfeln belegen. Im Ofen in 45–50 Minuten goldbraun backen; die Stäbchenprobe machen. Den Kuchen herausnehmen, leicht abkühlen lassen, dann aus der Form lösen und vollständig auskühlen lassen.

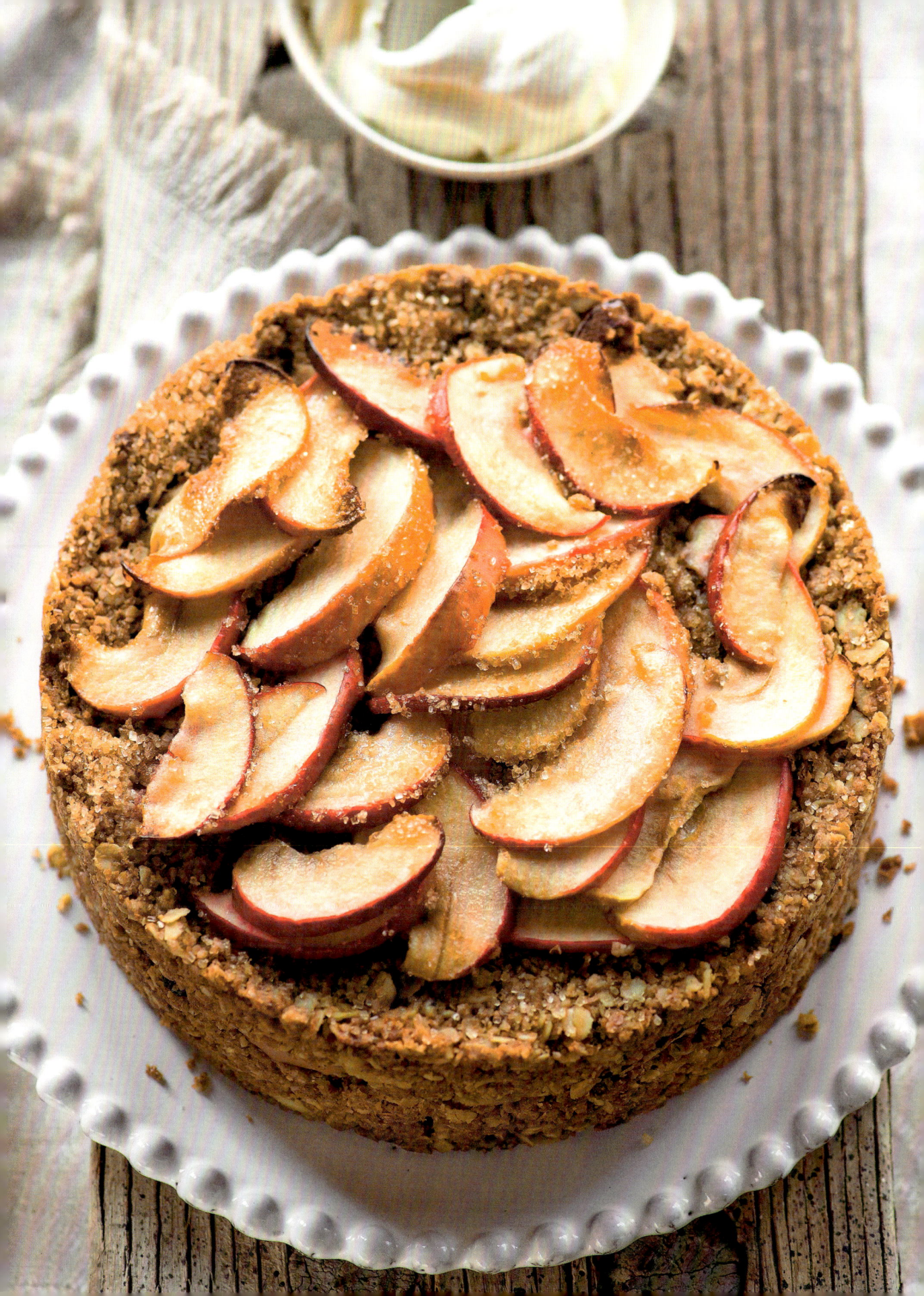

Desserts

MINI-KÄSEKUCHEN

Das Küchlein ist mini, der Kaloriengehalt leider eher nicht. Gut gekühlt ist das Dessert ein Sommertraum und einem ganz besonderen Tag vorbehalten.

Für 4 Personen — Zubereitung: 25 Minuten — Kühlen: etwa 4 Stunden
Schwierigkeitsgrad: mittel

130 g ungeschälte Mandelkerne

75 g getrocknete Datteln, entsteint

400 g veganer Frischkäse,
(z.B. »Cashew-Cheese«, »wie Frischkäse«)

4 EL Agavendicksaft

100 g Kokosfett

12 Himbeeren

Nährwerte pro Portion: 612 kcal/2562 kJ, 11,8 g EW, 51 g F, 24 g KH, 6,7 g Bst, 21 mg Chol, 2 BE

Die Mandeln grob hacken, die Datteln klein schneiden. Beides zusammen im Blitzhacker zu einer Paste verarbeiten. Vier Dessertringe auf eine Platte oder einen großen Teller mit Backpapier setzen und die Dattelpaste als Boden in die Förmchen drücken. Den veganen Frischkäse mit dem Agavendicksaft verrühren. Das Kokosfett in einem Topf bei niedriger Temperatur schmelzen und ebenfalls einrühren. Die Frischkäsemasse in die Förmchen füllen und zugedeckt im Kühlschrank etwa 4 Stunden kalt stellen.

In der Zwischenzeit die Himbeeren verlesen, nur bei Bedarf waschen und trocken tupfen. Die Törtchen mit einem spitzen Messer vorsichtig vom Rand der Dessertringe lösen und die Ringe abheben. Die Törtchen mit den Himbeeren verzieren und sofort servieren.

Tipp

Nicht-Veganer können den veganen Frischkäse durch normalen Frischkäse (Magerstufe) ersetzen. Dieser ist nur etwa halb so kalorienreich.

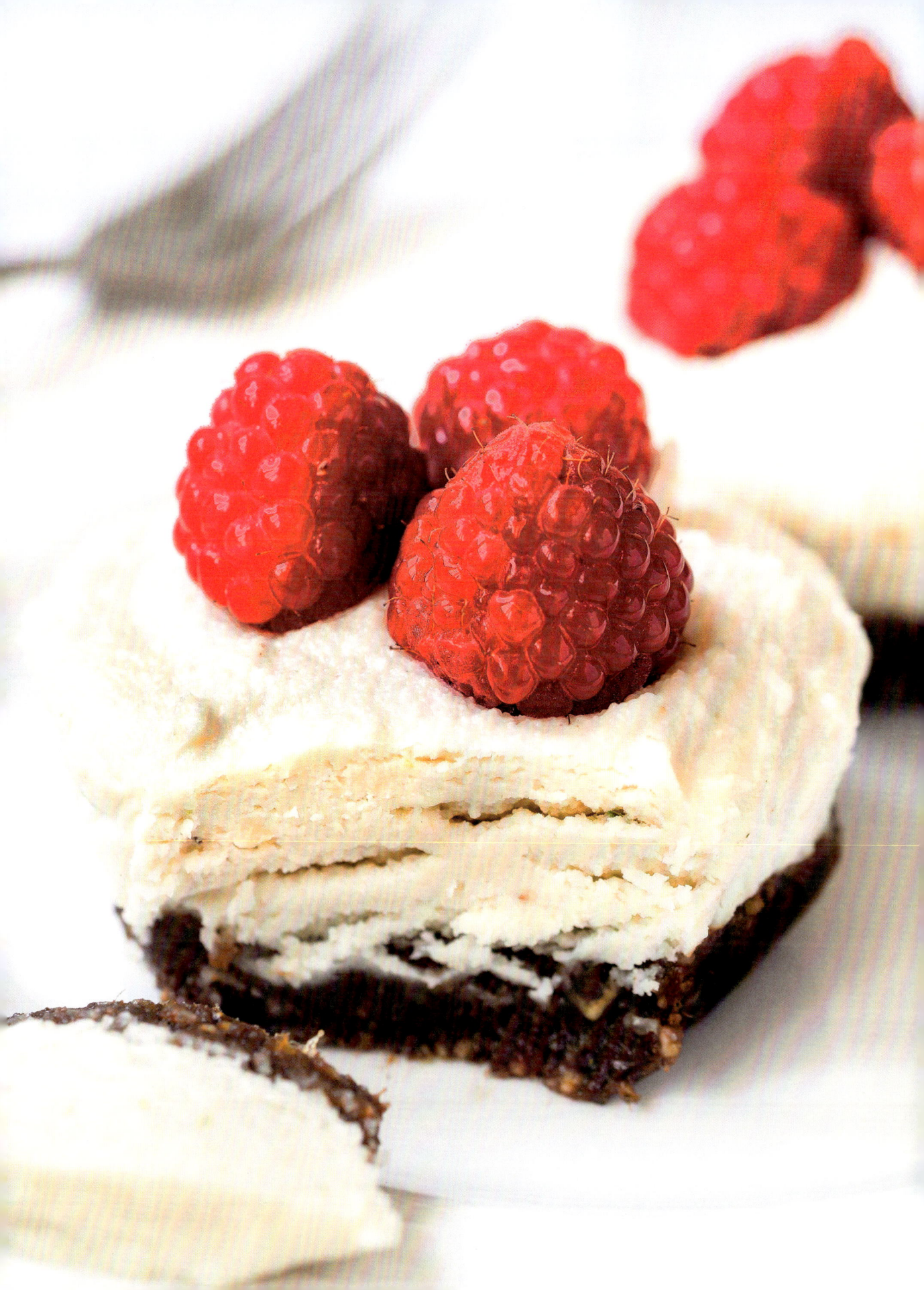

AVOCADO-PISTAZIEN-SOUFFLÉ

Die Zubereitung des Soufflés erfordert etwas Geschick. Der Lohn besteht in einem luftigen Dessert, das ohne Zusatz von Zucker oder anderen Süßungsmitteln auskommt.

Für 4 Personen — Zubereitung: 20 Minuten — Backen: 15–20 Minuten — Schwierigkeitsgrad: schwer

Distelöl und gemahlene Mandeln für die Förmchen
200 ml Milch (1,5 % Fett)
1 Vanilleschote
1 Avocado
1 TL Zitronensaft
40 g Margarine
2 EL Dinkelvollkornmehl
2 EL fein gemahlene Pistazien
3 Eier
1 Prise Salz
25 g dunkle Schokolade (Kakaogehalt 70 %) zum Garnieren
Puderzucker (oder Streusüße) zum Bestauben

Nährwerte pro Portion: 220 kcal/914 kJ, 5,2 g EW, 17,1 g F, 10 g KH, 2,3 g Bst, 4,9 mg Chol, 1 BE

Tipp

Der Puderzucker zum Bestauben kann zum Kalorieneinsparen auch weggelassen werden, ebenso die Schokolade.

Den Backofen auf 200 °C (Ober-/Unterhitze) vorheizen. Vier Souffléförmchen ausfetten und mit den Mandeln ausstreuen. In einem kleinen Topf die Milch mit der aufgeschlitzten Vanilleschote aufkochen lassen, vom Herd nehmen und ziehen lassen.

Inzwischen die Avocado halbieren, den Kern entfernen und das Fruchtfleisch aus der Schale heben, dann mit dem Zitronensaft fein pürieren. In einem Topf die Margarine zerlassen, das Mehl und die Pistazien hinzufügen und unter Rühren etwa 2 Minuten farblos anschwitzen. Die Vanilleschote aus der Milch nehmen und die Milch unter Rühren dazugießen. Bei mittlerer Temperatur weiterrühren, bis sich auf dem Topfboden ein weißer Belag gebildet hat. Die Masse in eine Schüssel füllen. Die Eier trennen und das Eigelb nach und nach unter die Masse rühren. Die Avocadocreme untermischen. Das Eiweiß mit dem Salz steif schlagen und in zwei Portionen unterziehen.

Die Masse in die Förmchen füllen und im Ofen 15–20 Minuten backen, dabei die Ofentür nicht öffnen, damit das Soufflé gut aufgeht. Inzwischen die Schokolade grob hacken und im Wasserbad behutsam schmelzen. Die Soufflés aus dem Ofen nehmen, mit einem Hauch Puderzucker bestauben und mit einem Klecks Schokoladensauce garnieren. Sofort servieren.

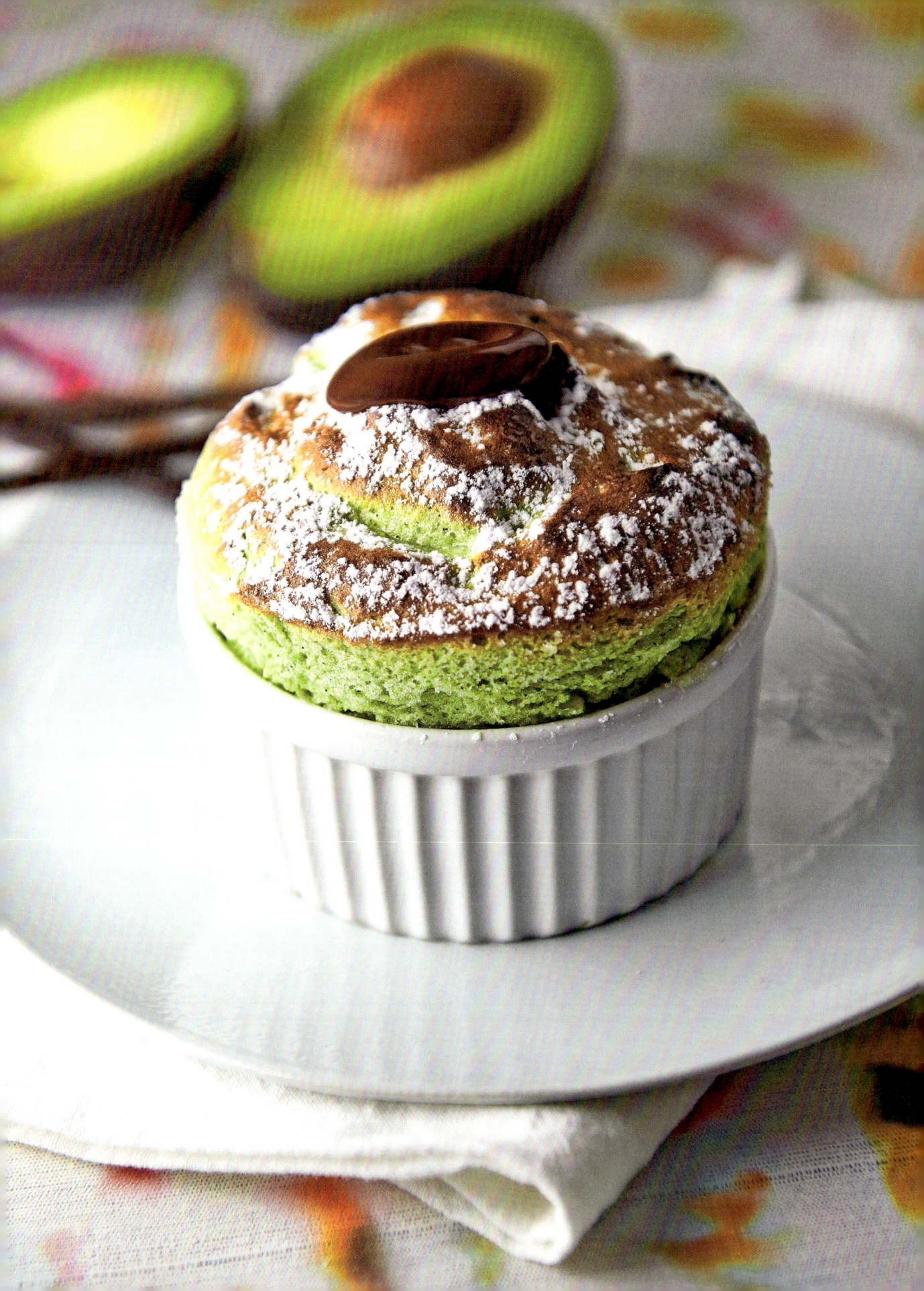

vegan

Desserts

FLAP JACKS MIT APFEL UND BIRNE

Dank der natürlichen Süße der verwendeten Zutaten kommen diese köstlichen, selbst gemachten Müsliriegel nach britischem Vorbild ohne Zuckerzusatz aus.

Für 25–30 Stück — Zubereitung: 30 Minuten — Backen: etwa 25 Minuten
Schwierigkeitsgrad: leicht

70 g gepuffter Amarant
100 g zarte Haferflocken
50 g Sesamsamen
50 g geschroteter Leinsamen
50 g Kokosflocken
50 g Mandeln, gemahlen
1 EL Carobpulver
50 g gedörrte Apfelringe
3–4 EL Mandelblättchen

Nährwerte pro Stück: 75 kcal/313 kJ, 2,4 g EW, 4,1 g F, 6,1 g KH, 2,1 g Bst, 0 mg Chol, 0,5 BE

In einer Schüssel den Amarant, die Haferflocken, den Sesam, den Leinsamenschrot, die Kokosflocken, die Mandeln und das Carob mischen. Die Apfelringe möglichst klein hacken und dazugeben. Nun 150–200 ml lauwarmes Wasser in kleinen Mengen nach und nach untermischen. Immer erst gut vermengen, bevor das nächste Wasser dazugegeben wird. Der Teig sollte eine formbare, aber nicht zu weiche Konsistenz bekommen.

Ein Backblech mit Backpapier belegen und den Backofen auf 180 °C (Ober-/Unterhitze) vorheizen. Die Müslimischung auf dem Backblech flach drücken und mit einem Messer Portionen für die Riegel eindrücken. Die Riegel mit den Mandelblättchen bestreuen und im Ofen etwa 25 Minuten leicht goldbraun backen. Danach herausnehmen und kurz abkühlen lassen, aber noch warm in Riegel schneiden. Erkalten lassen und luftdicht verpackt aufbewahren.

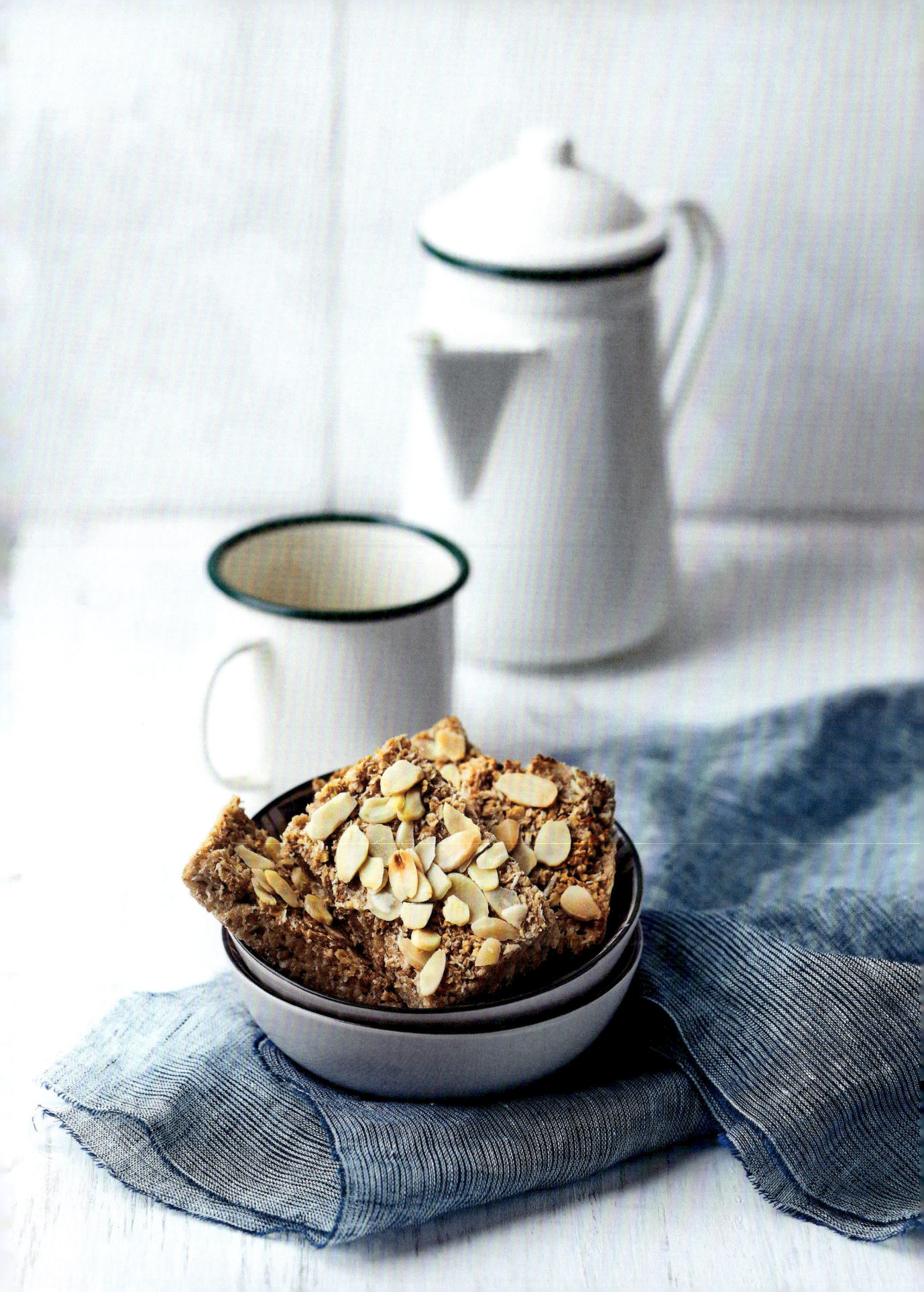

vegan — Desserts

BUCHWEIZENPLÄTZCHEN

Sie sehen ein wenig unscheinbar aus, schmecken aber wunderbar und zu jeder Zeit: als Zwischenmahlzeit zu einer Tasse Tee, als Dessert oder auf dem Weihnachtsteller.

Für etwa 30 Stück — Zubereitung: 30 Minuten — Kühlen: etwa 1 Stunde
Backen: etwa 15 Minuten — Schwierigkeitsgrad: leicht

60 g Buchweizenmehl
60 g Mandelmehl
60 g Kokosflocken
1 Msp. Natron
1 Prise Salz
1 Msp. gemahlener Zimt
1 Msp. abgeriebene Schale von 1 unbehandelten Zitrone
1 Banane
4–5 EL Kokosöl
3 EL Kokosblütenzucker
Kokosflocken zum Wälzen

Nährwerte pro Stück: 50 kcal/209 kJ, 1,3 g EW, 2,9 g F, 5,3 g KH, 0,4 g Bst, 0 mg Chol, 0,5 BE

In einer Schüssel die beiden Mehlsorten, die Kokosflocken, das Natron, Salz, Zimt und den Zitronenabrieb vermengen. In einem Rührgefäß die Banane mit dem Kokosöl und dem Kokosblütenzucker mit dem Stabmixer pürieren. Zur Mehlmischung geben und alles mit einem Löffel zu einem feuchten, leicht klebrigen Teig vermengen. Für etwa 1 Stunde zugedeckt in den Kühlschrank stellen.

Den Backofen auf 180 °C (Umluft) vorheizen und ein Backblech mit Backpapier belegen. Mit leicht angefeuchteten Händen aus dem Teig Rollen mit jeweils 3–4 cm Durchmesser formen und in Kokosflocken wälzen. Die Rollen in etwa 1,5 cm dicke Scheiben schneiden und auf das Backblech legen. Im Backofen etwa 15 Minuten goldbraun backen. Herausnehmen und die Kekse gut auskühlen lassen. In einer Blechdose aufbewahren.

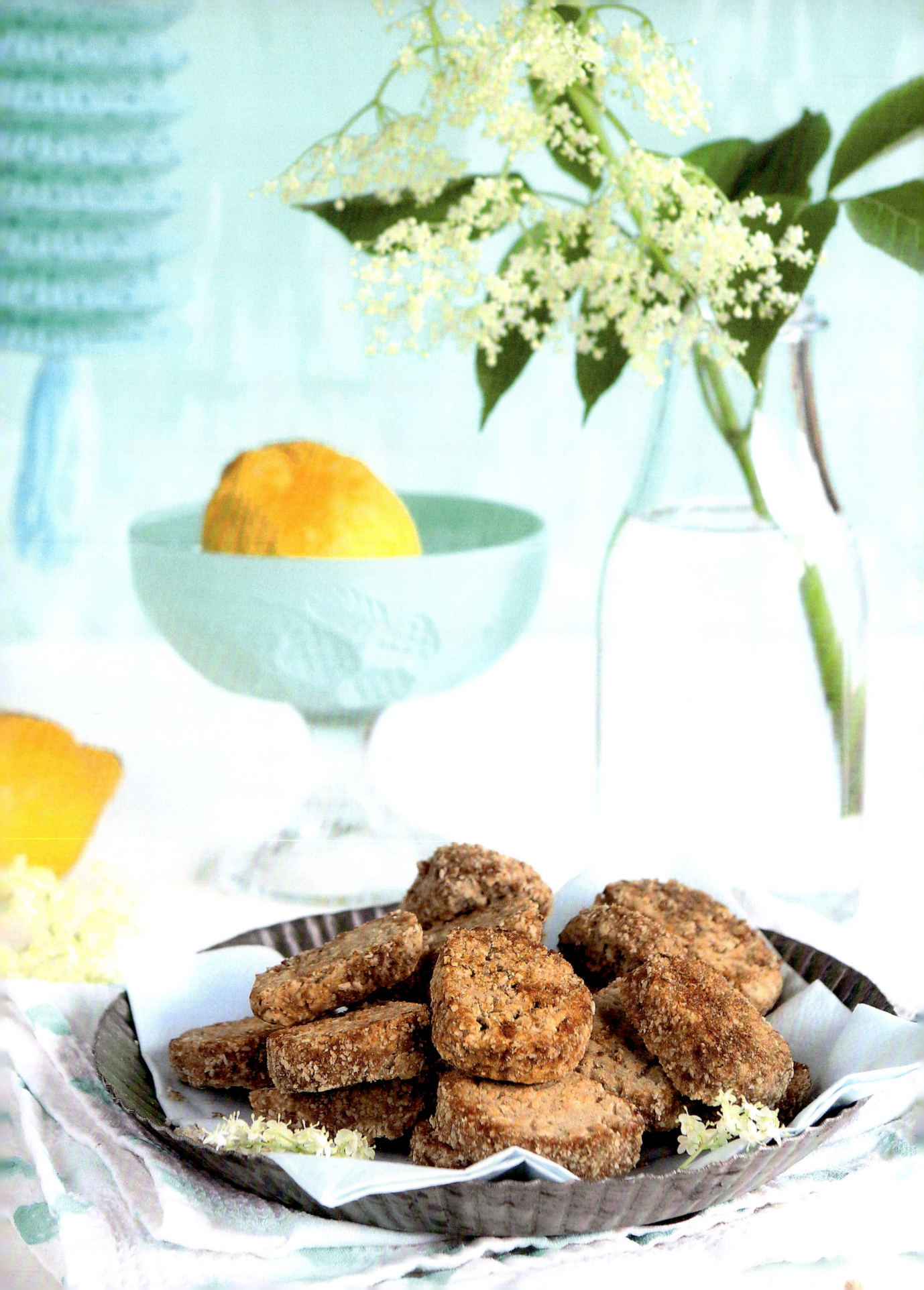

SCHNELLES BEEREN-JOGHURT-EIS

Noch schneller kann man Eis nicht herstellen, gesund ist es obendrein. Wer mag, kann den Ahornsirup durch flüssigen Süßstoff ersetzen und zusätzlich Kalorien sparen.

Für 4 Personen — Zubereitung: 5 Minuten — Schwierigkeitsgrad: leicht

400 g tiefgekühlte Beeren (z.B. Himbeeren, schwarze und rote Johannisbeeren)

Saft von ½ unbehandelten Orange

3 EL Ahornsirup

400 g gut gekühlter Naturjoghurt (1,5 % Fett)

Milch (1,5 % Fett) nach Bedarf

Nährwerte pro Portion: 135 kcal/571 kJ, 6,2 g EW, 2,1 g F, 22 g KH, 3,8 g Bst, 0,3 mg Chol, 2 BE

Die gefrorenen Beeren mit dem Orangensaft, dem Ahornsirup und dem Joghurt rasch in einem leistungsstarken Mixer feincremig pürieren. Ist die Masse zu fest, ein wenig Milch untermixen. Das Eis abschmecken, in Gläser füllen und sofort servieren.

Tipp

Das Eis einfrieren, wenn es erst später serviert werden soll, und gelegentlich durchrühren, damit sich keine Kristalle bilden.

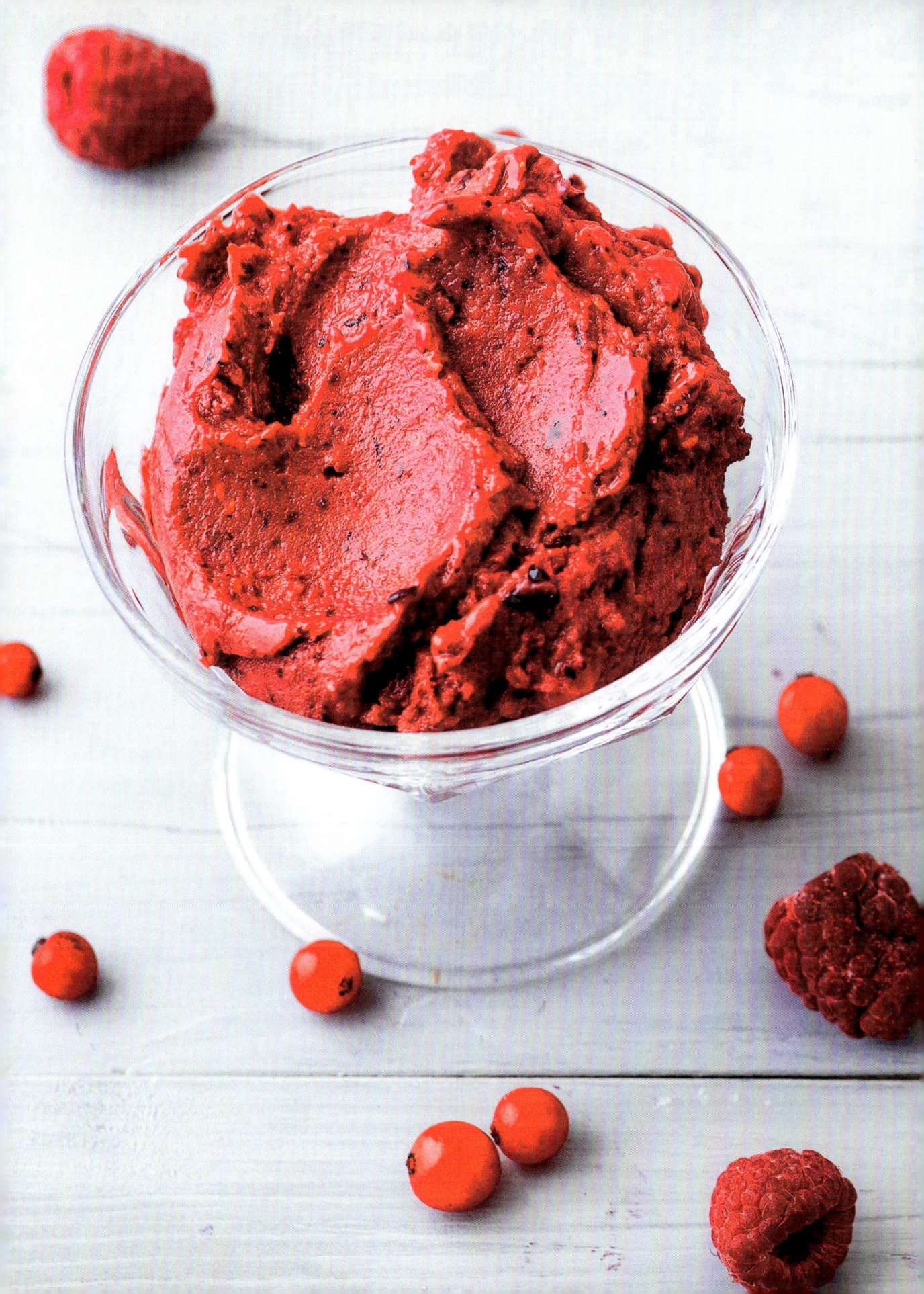

REZEPTREGISTER

A

Amarant
Bohnencremesuppe mit knusprigen Amarant-Pops **54**
Gepuffter Amarant mit Nüssen **42**
Apfelkuchen, gewürzt **128**
Flap Jacks mit Apfel und Birne **134**

Auberginen
Auberginen, gefüllt, mit Orzo, Tomaten und Feta **114**
Auberginenröllchen mit Kichererbsen **74**

Aufstrich
Rote-Bete-Aufstrich mit Tahin und Gojibeeren **38**
Avocado-Pistazien-Soufflé **132**

B

Beeren-Joghurt-Eis, schnelles **138**
Blattsalat mit Ziegenkäse und Himbeeren **56**
Bohnencremesuppe mit knusprigen Amarant-Pops **54**

Brokkoli
Brokkolisalat mit Kichererbsen und Granatapfel **64**
Brokkolistrudel **120**

Brot
Vollkornbrot **30**
Vollkornbrot mit Zucchiniaufstrich **36**
Zucchini-Walnuss-Kastenbrot **32**

Brötchen
Leinsamenbrötchen **34**
Buchweizenplätzchen **136**

C

Champignons mit Tomaten-Mozzarella-Füllung **70**

E

Eis
Schnelles Beeren-Joghurt-Eis **138**

F

Fenchelfrischkost mit Birnen und gerösteten Mandeln **60**
Fisch mit Petersilienkruste im Gemüsebett **102**
Flap Jacks mit Apfel und Birne **134**
Fleischbällchen auf Zucchinispaghetti **90**
Forellenfilets in Paprikahülle mit Gurkensalat **106**

G

Gebratene Lachsfilets mit Kirschtomaten und Haselnüssen **100**
Gebratener Halloumi auf Zucchinisalat mit Papaya-Tomaten-Salsa **126**
Gebratener Zander mit Prinzessbohnen und Limetten-Bärlauch-Sauce **104**
Gefüllte Auberginen mit Orzo, Tomaten und Feta **114**
Gefüllte Kalmare vom Grill **108**
Gemüsechips **80**
Gemüsefrikadellen **116**
Gepuffter Amarant mit Nüssen **42**
Gewürzter Apfelkuchen **128**

H

Halloumi, gebraten, auf Zucchinisalat mit Papaya-Tomaten-Salsa **126**
Hirsetaler **72**

Hähnchen
Zitronenhähnchen mit Frischkäsedip **86**
Hühnercurry aus Malaysia **88**

I

Ingwer-Filetsteak aus dem Pergamentpapier **94**
Italienische Kalbsröllchen **96**

J

Joghurt
Nussmüsli mit Joghurt und Himbeeren **40**
Schnelles Beeren-Joghurt-Eis **138**
Sojajoghurt mit Fruchtsalat **44**

K

Kalbsröllchen, italienisch **96**
Kalmare, gefüllt, vom Grill **108**
Karottensuppe mit Sauerrahmherz und Kresse **50**

Kartoffel
Mini-Kartoffelfrittatas mit Schinken und Kürbiskernen **76**
Käsekuchen, Mini- **130**

Kichererbsen
Auberginenröllchen mit Kichererbsen **74**
Brokkolisalat mit Kichererbsen und Granatapfel **64**

Kürbis
Kürbis-Kokos-Suppe mit Safran **48**
Kürbis-Zucchini-Auflauf mit Ricotta **112**

L

Lachsfilets, gebraten, mit Kirschtomaten und Haselnüssen **100**
Lammfilet mit grünen Bohnen **98**
Leinsamenbrötchen **34**

M

Maronen-Pilz-Suppe mit Haselnüssen **52**
Mini-Käsekuchen **130**
Mini-Kartoffelfrittatas mit Schinken und Kürbiskernen **76**

Müsli
Nussmüsli mit Joghurt und Himbeeren **40**

Nudeln
Zucchini-Cannelloni mit Tomatensauce **110**
Nussmüsli mit Joghurt und Himbeeren **40**

O

Omelett-Wraps mit Erbsenpüree und Räucherlachs **66**

P

Pastinake
Rindfleischspieße mit cremigem Pastinakenpüree **92**

Pilze
Champignons mit Tomaten-Mozzarella-Füllung **70**
Maronen-Pilz-Suppe mit Haselnüssen **52**
Rührei mit Pfifferlingen und Rucola **78**

Pistazien
Avocado-Pistazien-Soufflé **132**

Plätzchen
Buchweizenplätzchen **136**
Putenschnitzel mit Tomaten und Kapern **84**

R

Rind
Ingwer-Filetsteak aus dem Pergamentpapier **94**
Rindfleischspieße mit cremigem Pastinakenpüree **92**
Rindfleischsuppe **46**

Rote Bete
Rote-Bete-Aufstrich mit Tahin und Gojibeeren **38**
Rote-Bete-Omelett mit Rucola **124**
Süß-saurer Salat mit Steckrüben und roter Bete **62**
Rotkohlsalat mit Topinambur-Chips **56**
Rührei mit Pfifferlingen und Rucola **78**

S

Schnelles Beeren-Joghurt-Eis **138**
Schwarzwurzelquiche mit Ziegenkäse **120**
Selleriepuffer mit Brunnenkressedip **68**
Sojajoghurt mit Fruchtsalat **44**
Sonnenblumencracker mit Mandel-Algen-Dip **82**

Soufflé
Avocado-Pistazien-Soufflé **132**

Steckrüben
Süß-saurer Salat mit Steckrüben und roter Bete **62**

T

Tofubällchen mit Mandelsauce **122**

Topinambur
Rotkohlsalat mit Topinambur-Chips **58**

V

Vollkornbrot **30**
Vollkornbrot mit Zucchiniaufstrich **36**

W

Walnuss
Zucchini-Walnuss-Kastenbrot **32**

Wraps
Omelett-Wraps mit Erbsenpüree und Räucherlachs **66**

Z

Zander, gebraten, mit Prinzessbohnen und Limetten-Bärlauch-Sauce **104**
Zitronenhähnchen mit Frischkäsedip **86**

Zucchini
Fleischbällchen auf Zucchinispaghetti **90**
Kürbis-Zucchini-Auflauf mit Ricotta **112**
Vollkornbrot mit Zucchiniaufstrich **36**
Zucchini-Cannelloni mit Tomatensauce **110**
Zucchini-Walnuss-Kastenbrot **32**

ANHANG

Weiterführende Informationen, Neues aus der Forschung, Interessantes und Nützliches rund um das Thema Diabetes finden Sie im Internet. Die folgenden Adressen stellen nur eine kleine Auswahl des umfangreichen Angebots im Netz dar:

- Deutscher Diabetiker Bund e.V.: www.diabetikerbund.de
- Deutsche Diabetes Gesellschaft (DDG): www.deutsche-diabetes-gesellschaft.de
- Deutsches Diabetes Zentrum: www.ddz.uni-duesseldorf.de
- DiabetesDE – Deutsche Diabetes Hilfe: www.diabetesde.org
- Diabetes News: www.diabetes-news.de
- Deutsche Gesellschaft für Ernährung e.V. (DGE): www.dge.de

Ihr persönliches Diabetes-Risiko können Sie mit dem DIfE – Deutscher Diabetes-Risiko-Test® (DRT) abschätzen: https://drs.dife.de

Ernährungstabellen, die alle wichtigen Angaben zu Brot- und/oder Kohlenhydrateinheiten, Nährstoffen und Energiemenge enthalten, finden Sie unter:

- www.lebensmittel-tabelle.de
- www.diabsite.de/ernaehrung/
- www.stada-diagnostik.de/diabetes/service/informationsmaterial.html
- www.freestyle.de/ratgeber/ernaehrung-bei-diabetes/kohlenhydrat-austauschtabelle
- Tabelle mit Angaben zum Glykämischen Index:
- www.montignac.com/de/glykamischer-index/
- Online-Rechner erleichtern Ihnen die Umrechnung wichtiger Richtwerte:
- Broteinheiten- und Mahlzeitenrechner:
- www.diabetes-news.de
- www.diabetes-ratgeber.net
- www.naehrwertrechner.de
- www.broteinheitenapp.de

Umrechnung der Blutzuckerwerte von mg/dl in mmol/l und umgekehrt: www.diabsite.de/diabetes/labor/umrechnung.html

Online-Rechner zur Ermittlung des Body Mass Index: www.bmi-rechner.biz

Den Deutschen Gesundheitsbericht Diabetes 2018 finden Sie unter www.diabetesde.org

Bildnachweis

Seite 5: Shutterstock / Kzenon; Seite 6: Shutterstock / Montri Thipsorn; Seite 7: Shutterstock / Andrey_Popov; Seite 9: Shutterstock / Fotokostic; Seite 11: Shutterstock / Ekaterina_Minaeva; Seite 13: Shutterstock / HQuality; Seite 14: Shutterstock / Natasha Breen; Seite 18: Shutterstock / Evgenia Eliseva; Seite 19: Shutterstock / JM Travel Photography; Seite 25: Shutterstock / Africa Studio ; Seite 27: Shutterstock / plantic; Seite 29: Shutterstock / zoryanchik; Seite 31: StockFood / Strokin, Yelena; Seite 33: StockFood / The Picture Pantry; Seite 35: StockFood / Hippel, Regina; Seite 36: StockFood / Eising Studio – Food Photo & Video; Seite 38: StockFood / Afanasieva, Oxana; Seite 41: StockFood / Westend61; Seite 43: StockFood / Braas, Nele; Seite 45: StockFood / Gräfe & Unzer Verlag / Lang, Coco; Seite 47: StockFood / Eising Studio – Food Photo & Video; Seite 49: StockFood / Gräfe & Unzer Verlag / mona binner PHOTOGRAPHIE; Seite 51: StockFood / Sporrer/Skowronek; Seite 53: StockFood / Kosowicz, Karolina; Seite 55: StockFood / Gräfe & Unzer Verlag / Riis, René; Seite 57: StockFood / Schall, Ewgenija; Seite 59: StockFood / Sporrer/Skowronek; Seite 61: StockFood / Major, Tanja; Seite 63: StockFood / PhotoCuisine / Thys/Supperdelux; Seite 65: StockFood / Jalag / Hoersch, Julia; Seite 67: StockFood / Gräfe & Unzer Verlag / Eising Studio; Seite 69: StockFood / Rogge & Jankovic Fotografen; Seite 71: StockFood / Eising Studio – Food Photo & Video; Seite 73: StockFood / Eising Studio – Food Photo & Video; Seite 75: StockFood / Gräfe & Unzer Verlag / Grossmann.Schuerle; Seite 77: StockFood / Bauer Syndication; Seite 79: StockFood / Newedel, Karl; Seite 81: StockFood / Gräfe & Unzer Verlag / Kramp + Gölling; Seite 83: StockFood / Gräfe & Unzer Verlag / Grossmann.Schuerle; Seite 85: StockFood / Eising Studio – Food Photo & Video; Seite 87: StockFood / Eising Studio – Food Photo & Video; Seite 89: StockFood / Bauer Syndication; Seite 91: StockFood / Stockley, Amanda; Seite 93: StockFood / Great Stock!; Seite 95: StockFood / Gräfe & Unzer Verlag / Kramp + Gölling; Seite 97: StockFood / Eising Studio – Food Photo & Video; Seite 99: StockFood / Lülf, Björn; Seite 101: StockFood / Castilho, Rua; Seite 103: StockFood / Bauer Syndication; Seite 105: StockFood / Gräfe & Unzer Verlag / Rynio, Jörn; Seite 107: StockFood / Castilho, Rua; Seite 109: StockFood / Bischof, Harry; Seite 111: StockFood / News Life Media; Seite 113: StockFood / Great Stock!; Seite 115: StockFood / Eising Studio – Food Photo & Video; Seite 117: StockFood / Lister, Louise; Seite 119: StockFood / Bischof, Harry; Seite 121: StockFood / Gräfe & Unzer Verlag / Suedfels, Thorsten; Seite 123: StockFood / StockFood / Bischof, Harry; Seite 125: StockFood / Bauer Syndication; Seite 127: StockFood / Gräfe & Unzer Verlag / mona binner PHOTOGRAPHIE; Seite 129: StockFood / Short, Jonathan; Seite 131: StockFood / Paluchowska, Magdalena; Seite 133: StockFood / Winkelmann, Bernhard; Seite 135: StockFood / B.&E.Dudzinski; Seite 137: StockFood / Hippel, Regina; Seite 139: StockFood / Gräfe & Unzer Verlag / Rynio, Jörn

Impressum

Produktmanagement: Sonya Mayer
Umschlaggestaltung, Layout, Satz: A flock of sheep
Redaktion: Monika Judä
Korrektur: Martin Thorn
Repro: Repro Ludwig, Zell am See
Herstellung: Anna Katavic
Text (Einleitung und Rezeptanleser): Monika Judä
Rezepte: StockFood
Fotografie: siehe Bildnachweis linke Spalte
Printed in Skovakia by Neografia Martin

Unser komplettes Programm finden Sie unter:

 www.christian-verlag.de

Sind Sie mit diesem Titel zufrieden? Dann würden wir uns über Ihre Weiterempfehlung freuen.

Erzählen Sie es im Freundeskreis, berichten Sie Ihrem Buchhändler oder bewerten Sie bei Onlinekauf. Und wenn Sie Kritik, Korrekturen, Aktualisierungen haben, freuen wir uns über Ihre Nachricht an:

Christian Verlag
Postfach 40 02 09, D-80702 München
oder per E-Mail an lektorat@verlagshaus.de

Alle Angaben in diesem Werk wurden von der Autorin sorgfältig recherchiert und auf den aktuellen Stand gebracht sowie vom Verlag geprüft. Für die Richtigkeit der Angaben kann jedoch keinerlei Haftung übernommen werden. Sollte dieses Werk Links auf Webseiten Dritter enthalten, so machen wir uns die Inhalte nicht zu eigen und übernehmen für die Inhalte keine Haftung.

Die Deutsche Nationalbibliothek verzeichnet diese Publikation in der Deutschen Nationalbibliografie; detaillierte bibliografische Daten sind im Internet über http://dnb.d-nb.de abrufbar.

© 2019 Christian Verlag GmbH, München
Alle Rechte vorbehalten.

ISBN 978-3-95961-250-0

Ebenfalls erhältlich ...

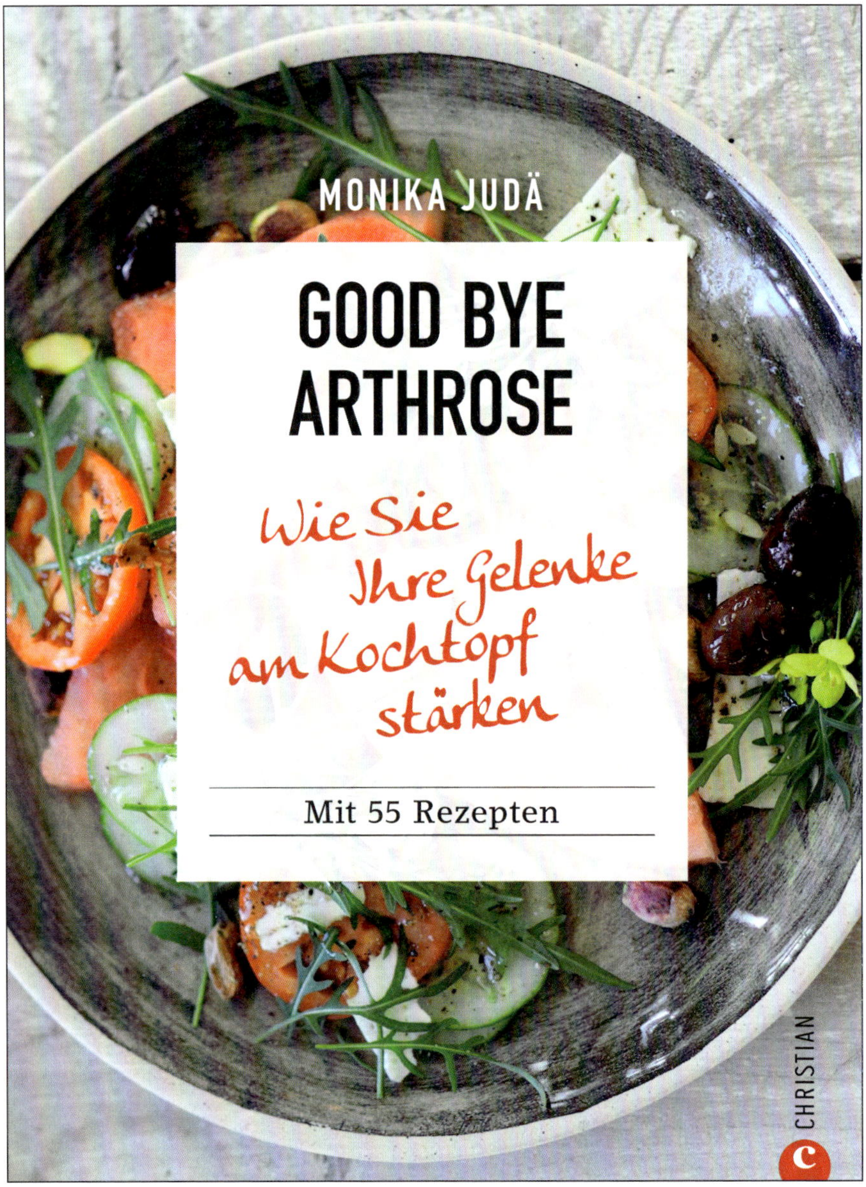

ISBN 978-3-95961-251-7

Ein schmerzfreies Leben ohne Arthrose und dabei nicht auf den Genuss verzichten? Dieses Kochbuch liefert Ihnen die Lösung wie Sie sich selbst heilen können

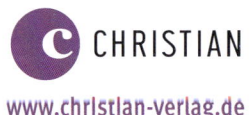

www.christian-verlag.de